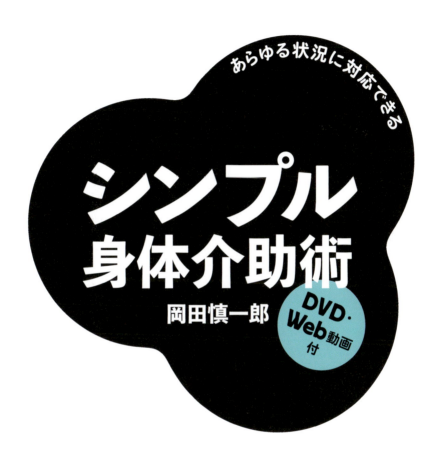

付録 DVD について
・DVD に収載されている動画の著作権は株式会社医学書院が所有します。
・著作権者の承認を得ずに複製（コピー）、販売、レンタル、上映、放送、配信などの目的で DVD を利用することは法律により禁止されています。
・DVD は書籍の付録物であるため、ユーザーサポートの対象外とさせていただきます。

あらゆる状況に対応できる
シンプル身体介助術[DVD・Web 動画付]
発　行　2017年5月1日　第1版第1刷©
著　者　岡田慎一郎
　　　　おかだしんいちろう
発行者　株式会社　医学書院
　　　　代表取締役　金原　優
　　　　〒113-8719　東京都文京区本郷 1-28-23
　　　　電話　03-3817-5600（社内案内）
印刷・製本　アイワード

本書の複製権・翻訳権・上映権・譲渡権・貸与権・公衆送信権（送信可能化権を含む）は株式会社医学書院が保有します。

ISBN978-4-260-02847-9

本書を無断で複製する行為（複写，スキャン，デジタルデータ化など）は，「私的使用のための複製」など著作権法上の限られた例外を除き禁じられています．大学，病院，診療所，企業などにおいて，業務上使用する目的（診療，研究活動を含む）で上記の行為を行うことは，その使用範囲が内部的であっても，私的使用には該当せず，違法です．また私的使用に該当する場合であっても，代行業者等の第三者に依頼して上記の行為を行うことは違法となります．

JCOPY〈出版者著作権管理機構　委託出版物〉
本書の無断複製は著作権法上での例外を除き禁じられています．複製される場合は，そのつど事前に，出版者著作権管理機構（電話 03-3513-6969，FAX 03-3513-6979，info@jcopy.or.jp）の許諾を得てください．

はじめに

　現在、医療・介護の現場では、患者さん、利用者さんの症状、障害の重度化に対し、従来行ってきた介助技術が通用しなくなってきているという声をよく聞きます。そして、困難事例にすぐさま対応できるような、新しい画期的な介助技術はないかと求められることが増えてきています。

　残念ながら、いかなる状況でも必ず乗り切れるという魔法の「介助技術」はありません。ですが、どのような状況においても柔軟に対応することを可能にする「原則」であれば存在します。

　「原則」を理解し使いこなすことができれば、高齢者・障害者、一部介助・全介助などの身体状況や、病院・介護施設・在宅などの環境の違いを問わず、その方にとって最良の介助技術をその場で提供できるようになってきます。そしてその原則は難しいものではなく、いたってシンプルなものです。

　　①背中と腕とを連動させた抱え方
　　②腰は低くする
　　③動けない方にはピッタリ近づく

の3点で、いずれもすぐに身に付けられるものです。

　本書はQ&A方式で書かれていますが、クエスチョンに対しアンサーの介助技術を暗記してもらうのではなく、相手の身体状況と置かれている環境に合わせた技術を、その場でつくり出せることを最終目標にして書かれています。38個のクエスチョンは、現場で起こりうるさまざまな場面を設定しており、それらを解決するために原則がどのように活かされているか、細かに解説してあります。

　ですが、原則を守り技術を行おうとしても、なかなか上手くいかないという壁に当たることがあるでしょう。そのようなときは、原点に立ち返り、介助者自身の身体を見直すことが重要になります。つまり、「介助する身体づくり」が必要になってくるのです。これは筋力トレーニングやストレッチといった鍛錬の類のものではなく、今の身体を上手に使い、筋力に頼らず、関節に負担をかけない、身体全体を使った合理的な動きができるようになることです。

　本書には多くの動画が付いています。第Ⅰ部基礎編で紹介する「介助する身体づくり」と「相手との関係の3原則」に関しては講義形式のものが、そして第Ⅱ部実践編ではQ&Aのクエスチョンに対する失敗例と成功例（アンサー）の実演がご覧いただけます。

　「シンプル身体介助術」を紙面と動画で見てそして感じていただき、皆さんの現場での介助にお役立ていただければ幸いです。

2017年4月　　　　　　　　　　　　　　　　　　　　　　　　　岡田慎一郎

本書の使い方

・本書で紹介している介助技術を実際に見て本文の解説をより深く理解いただくために動画が付いています。
・動画参照箇所には「動画をチェック！」　　が記してあります。
・動画はDVDとWebのどちらでもご視聴が可能です（同じ動画が収載されています）。

［DVDで動画を見る場合］
・お手持ちのDVD再生用機器（PC、DVDプレーヤーなど）にてご視聴ください。

［Webで動画を見る場合］
① 下記URLを入力し、本書のページへアクセスしてください。

http://www.igaku-shoin.co.jp/prd/02847/

② ページ内の「動画をチェック！」　　をクリックしてください。
③ 動画再生ログイン画面が開きますので、DVDの表面に記されているログインIDおよびパスワードを入力してください。
④ メニュー画面が表示されます。

収載動画一覧

第Ⅰ部基礎編では、著者による講義形式の動画（第1章介助する身体づくりの導入部と各章のⅠ、Ⅱ、Ⅲについて。各2～5分程度）、第Ⅱ部実践編では、著者による各技術（Q1～38）の失敗例と成功例（各10～30秒程度。一部成功例のみの箇所あり）の実演がご覧いただけます。

第Ⅰ部　基礎編
第1章　介助する身体づくり──連結を変えると動きが変わる
　　　　Ⅰ．下肢と体幹の連結を変える──「股関節」から動く
　　　　Ⅱ．上肢と体幹の連結を変える──「肩甲骨」で背中と腕をつなぐ
　　　　Ⅲ．体幹内の連結を変える──「腰椎」を立てて上肢と下肢をつなぐ
第2章　相手との関係の3原則
　　　　Ⅰ．「手の平返し」で抱える
　　　　Ⅱ．骨盤の位置は相手より低く
　　　　Ⅲ．相手と一体化する

第Ⅱ部　実践編　　　　　　　　　　　　　　　※以下、実践編の動画には音声は入っておりません。
Scene 1……ベッドおよび床での技術
　　　　Q1　ベッド上で拘縮、変形がある方の側臥位への体位変換──ベッド奥側へ　失敗例と成功例
　　　　Q2　ベッド上で拘縮、変形がある方の側臥位への体位変換──ベッド手前へ　失敗例と成功例
　　　　Q3　ベッド上での平行移動──ベッド中央から手前へ　失敗例と成功例
　　　　Q4　ベッド上で足側に下がった方を、頭側に引き上げる①──肩甲骨を抱えて移動　失敗例と
　　　　　　成功例
　　　　Q5　ベッド上で足側に下がった方を、頭側に引き上げる②──全身を抱えて移動　失敗例と成功例

Q6 ベッドをギャッチアップすることにより、足元方向にずれた方を元に戻す　失敗例と成功例

Q7 全介助状態の方の上体を起こす　失敗例と成功例

Q8 ベッド上で大柄な方の上体を起こし、座位にする　失敗例と成功例

Q9 床での上方移動①──肩甲骨を抱えて引く　失敗例と成功例

Q10 床での上方移動②──相手の上半身を抱えて移動させる　失敗例と成功例

Q11 床での上体起こし①──相手を起こしてそのまま後ろに回り込む　失敗例と成功例

Q12 床での上体起こし②──大柄な方をテコの原理を活用して起こす　失敗例と成功例

Q13 床から立ち上がらせる①──ある程度脚力を引き出せる方の場合　失敗例と成功例

Q14 床から立ち上がらせる②──膝が拘縮してしまい、曲がりにくくなっている方の場合　失敗例と成功例

Q15 床から立ち上がらせる③──介助者が後ろへ倒れこむ力を利用　失敗例と成功例

Q16 床から立ち上がらせる④──相手の肘を組ませてから立ち上げを行う　失敗例と成功例

Q17 要介助者を床から抱えて立ち上がる　失敗例と成功例①：横抱えバージョン、成功例②：完全一体化バージョン

Scene 2……床・車いす・ベッド間の移乗

Q18 車いすから肘掛けを離さず立ち上がってくれない方への対応　失敗例と成功例

Q19 円背で背中が丸まっている方を車いすからベッドへ移乗する　失敗例と成功例

Q20 床にずり落ちた方を車いすに移乗する　失敗例と成功例

Q21 車いすから床に降ろす　失敗例と成功例

Q22 片麻痺で、かつ健側の筋力が不足している方を車いすからベッドへ移乗する　失敗例と成功例

Q23 膝、股関節が拘縮し、つま先が尖足状態で接地できない方を車いすからベッドへ移乗する　失敗例と成功例

Q24 両膝がつっぱり曲がりにくい方を車いすからベッドへ移乗する　失敗例と成功例

Scene 3……チームで介助を行う

Q25 床に座っている片麻痺の方を2人で立ち上がらせる　失敗例と成功例

Q26 全介助状態の方を2人で床から抱え上げる　失敗例と成功例

Q27 車いすからベッドへ2人で抱え上げて移乗する　失敗例と成功例

Q28 ベッドから寝たきりの方を2人で抱え上げる　失敗例と成功例

Scene 4……物や環境を使いこなす

Q29 ベッド上で大柄、しかも自分で動きにくい方を、足元方向にずれた状態から元に戻す　成功例

Q30 四肢が拘縮し、抱えにくい方を介助する　成功例

Q31 縦手すりにぶらさがるようにして立ち上がる方への対応　失敗例と成功例①：手すりの正しい利用、成功例②：いすの利用

Q32 要介護度が高い方の立ち座らせでの中腰姿勢　成功例①：車いすのフットレストの利用、成功例②：車いすに腰かけながらの移乗

Q33 トイレ介助時にズボンの上げ下ろしが困難な方への対応　失敗例と成功例

Q34 車いすで階段を上り下りする　失敗例と成功例

Q35 股関節、膝が曲がりにくい方を抱えて階段を上がる　失敗例と成功例

Scene 5……認知症・暴力対応

Q36 おむつ交換、体位交換時に叩き蹴ってくる方への対応　失敗例と成功例

Q37 車いすに座った状態で叩き蹴ってくる方への対応　失敗例と成功例

Q38 興奮して噛みついてくる方への対応　失敗例と成功例

目次

はじめに………003
本書の使い方・収載動画一覧………004

第Ⅰ部　基礎編

序章　シンプル身体介助の発想──すべては身体の見直しから………010

第1章　介助する身体づくり──連結を変えると動きが変わる………012
   Ⅰ. 下肢と体幹の連結を変える──「股関節」から動く………013
   Ⅱ. 上肢と体幹の連結を変える──「肩甲骨」で背中と腕をつなぐ………017
   Ⅲ. 体幹内の連結を変える──「腰椎」を立てて上肢と下肢をつなぐ………020

第2章　相手との関係の3原則………024
   Ⅰ. 「手の平返し」で抱える………025
   Ⅱ. 骨盤の位置は相手より低く………029
   Ⅲ. 相手と一体化する………032

第Ⅱ部　実践編

実践編をお読みいただくにあたり………036

Scene 1　ベッドおよび床での技術………037

Q1　ベッド上で拘縮、変形がある方の側臥位への体位変換はどうすればよいですか？
──ベッド奥側へ………038

Q2　ベッド上で拘縮、変形がある方の側臥位への体位変換はどうすればよいですか？
──ベッド手前へ………040

Q3　ベッド上での平行移動が困難です。よい方法はありますか？
──ベッド中央から手前へ………042

Q4　ベッド上で足側に下がった方を、頭側に引き上げるよい方法はありますか？①
──肩甲骨を抱えて移動………044

Q5　ベッド上で足側に下がった方を、頭側に引き上げるよい方法はありますか？②
──全身を抱えて移動………046

Q6　ベッドをギャッチアップすることにより、足元方向にずれた方を元に戻す方法を教えて下さい。………048

Q7　全介助状態の方の上体を起こすよい方法はありますか？………050

- **Q8** ベッド上で大柄な方の上体を起こし、座位にするよい方法はありますか？……052
- **Q9** 床での上方移動のよい方法を教えて下さい①
　　──肩甲骨を抱えて引く……054
- **Q10** 床での上方移動のよい方法を教えて下さい②
　　──相手の上半身を抱えて移動させる……056
- **Q11** 床での上体起こしのよい方法を教えて下さい①
　　──相手を起こしてそのまま後ろに回り込む……058
- **Q12** 床での上体起こしのよい方法を教えて下さい②
　　──大柄な方をテコの原理を活用して起こす……060
- **Q13** 床からの立ち上がらせでよい方法を教えて下さい①
　　──ある程度脚力を引き出せる方の場合……062
- **Q14** 床からの立ち上がらせでよい方法を教えて下さい②
　　──膝が拘縮してしまい、曲がりにくくなっている方の場合……064
- **Q15** 床からの立ち上がらせでよい方法を教えて下さい③
　　──介助者が後ろへ倒れこむ力を利用……066
- **Q16** 床からの立ち上がらせでよい方法を教えて下さい④
　　──相手の肘を組ませてから立ち上げを行う……068
- **Q17** 要介助者を床から抱えて立ち上がるよい方法を教えて下さい……070

Scene 2　床・車いす・ベッド間の移乗

- **Q18** 車いすから肘掛けを離さず立ち上がってくれない方へのよい対応はありますか？……074
- **Q19** 円背で背中が丸まっている方を車いすからベッドへ移乗するよい対応はありますか？……076
- **Q20** 床にずり落ちた方を車いすに移乗するにはどうすればよいですか？……078
- **Q21** 車いすから床に降ろすよい方法はありますか？……080
- **Q22** 片麻痺で、かつ健側の筋力が不足している方を車いすからベッドへ移乗するよい方法を教えて下さい。……082
- **Q23** 膝、股関節が拘縮し、つま先が尖足状態で接地できない方を車いすからベッドへ移乗するよい方法はありますか？……084
- **Q24** 両膝がつっぱり曲がりにくい方を車いすからベッドへ移乗するよい方法はありますか？……086

Scene 3　チームで介助を行う

- **Q25** 床に座っている片麻痺の方を2人で立ち上がらせるよい方法を教えて下さい。……090
- **Q26** 全介助状態の方を2人で床から抱え上げるよい方法を教えて下さい。……092

- Q27 車いすからベッドへ2人で抱え上げて移乗するよい方法はありますか？……094
- Q28 ベッドから寝たきりの方を2人で抱え上げるよい方法はありますか？……096

Scene 4　物や環境を使いこなす

- Q29 ベッド上で大柄、しかも自分で動きにくい方を、足元方向にずれた状態から元に戻すよい方法はありますか？……100
- Q30 四肢が拘縮し、抱えにくい方を介助するよい方法はありますか？……102
- Q31 縦手すりにぶらさがるようにして立ち上がる方へのよい対応を教えて下さい。……104
- Q32 要介護度が高い方の立ち座らせで中腰姿勢が上手くとれません。よい方法はありますか？……106
- Q33 トイレ介助時にズボンの上げ下ろしが困難な方へのよい対応を教えて下さい。……108
- Q34 車いすで階段を上り下りするときどうすればよいですか？……110
- Q35 股関節、膝が曲がりにくい方を抱えて階段を上るときどうすればよいですか？……112

Scene 5　認知症・暴力対応

- Q36 おむつ交換、体位交換時に叩き蹴ってきます。どうすればよいでしょうか？……116
- Q37 車いすに座った状態で叩き蹴ってきます。立ち上がらせたいのですがどうすればよいでしょうか？……118
- Q38 興奮して噛みついてきます。どうすればよいでしょうか？……120

おわりに………122

索引………124

第 I 部

基礎編

介助するための身体をつくり、
相手との関係の原則を学ぶ

序章 シンプル身体介助の発想
―― すべては身体の見直しから

　現在一般的に使われている介助技術の問題点は、大きく分けて2つのことに集約されます。

①日々の介助により腰痛などをおこし、自分の身体を痛めてしまう。
②超高齢社会を迎え、被介助者が重度化し、状況も複雑化している介護の現場では、既存の技術が通用しなくなっている。

　腰痛などの対策として、筋力トレーニングやストレッチで身体を鍛えセルフケアをしても、それらの継続は容易ではなく、効果についても必ず上がるとはいいにくいのが現状です。そして、身体を痛めるのは当然だ、授業で習ったことと現場は違うから仕方がないと諦めムードが漂っている雰囲気すらあります。
　しかし、安易に諦めるのはもったいないと私は考えます。現状を冷静にみると、介助者は当たり前のことをしていないから、身体を痛め、技術が上手く行えないのです。それは、介助技術を使う以前の問題として、われわれの身体自体が、技術を行うのに耐えられない状態にある場合が多いからともいえます。

A. 基本的な介助技術が現場で通用しない理由

　それではなぜ、授業で習ったようなマニュアル的な基本的介助技術が現場で通用しにくいのでしょう。それには2つの理由があります。
　1つ目は、そのような技術はある程度動ける方への使用が前提条件になっているからです。
　介護の現場では相手の動きを最大限に引き出すことが基本理念としてあります。私もこの理念をできうるかぎり尊重しています。ところが、介助を必要とされる方は、ある程度動ける方ばかりかといえばそうではありません。
　2つ目は相手がある程度動いてくれることを期待しているために、先にも書いたとおり、介助者自身の身体の使い方の工夫がほとんどされていないことです。
　具体的にいえば、介助者の動きが、腕だけで抱えることや膝の屈伸のみで立ち上がるといった部分的な動きになっており、全身が連動していないのです。部分

的な動きですと、どうしても肩や腰、膝などの関節に負荷が集中しやすくなります。それに対して全身が連動した状態だと、負荷は全身に分散されます。

B. 身体の動きが変われば、技術は質的に進化する

　このように、マニュアル的な基本的介助技術は、ある程度動ける方を前提としているため、介助者自身の身体的な工夫がほとんどなされておらず、「例外だらけ」の現場では通用しにくいものになってしまっています。
　ですが、私は基本的介助技術を否定しているわけではありません。基本的介助技術はこれまでの実践や研究の集積ですから、これらをさらに活かす方法を考えたほうが現実的な活動になると考えているのです。
　私は、ある程度動ける方を対象とした一部介助も、全く動けない方の全介助も、別のものではなく、質的には同様に評価されるものだと思います。
　同じ技術を行ったとしても、上手い人と下手な人とでは、何かが違うと誰もが感じます。つまり、全身が連動し筋力に頼らない動きをしている人の介助技術は質が高いものとなります。しかし、力任せで筋肉や関節への負担が大きい動きをしている人の介助技術は質の低いものになってしまいます。

C. 相手との関係の原則を知れば、オーダーメイドの対応も可能

　介助者自身の動きが変わることにより、一部介助の技術も全介助の技術も質的な転換が図られてきます。
　それに加え、［I. 手の平返しで抱える］［II. 骨盤の位置は相手より低く］［III. 相手と一体化する］という、相手との関係の3原則を理解し、身に付ければ、どのような場面でも慌てることなく、オーダーメイド的な対応が可能になってきます。
　本書では「介助する身体づくり」と「相手との関係の3原則」の2つの視点を通して、介助技術を紹介していきます。そして、具体的な取り組みはとてもシンプルな内容です。そんなこと誰でも知っているよ、というくらい当たり前のものです。しかし、言葉では当たり前のことが、身体を使い実践すると、なかなか奥が深く、普遍的なものであるということを感じていただけるかと思います。

第1章 介助する身体づくり
―― 連結を変えると動きが変わる

　車いすやベッドへの移乗動作を中心としたさまざまな介助は、身体的な負担も大きく、腰痛などは職業病……そういった認識は世間的にも広まってしまっています。そこで、今の介助技術そのものがいけないという声も上がっていますが、私はそうは思いません。問題の原因は、技術そのものではありません。技術のベースとなる、私たちの普段の動き方が、すでに体を痛めやすい動きになっていることです。

　これらを改善するためには、**全身の連動性を高めること**、それに尽きます。いい換えれば、私たちは、肩や腰、膝など部分的に身体を酷使する傾向にあり、全身が上手く使いきれていません。ただ、いきなり全身を使いましょうといっても何のことやらよくわかりませんので、ここからは、**上肢**（両腕と肩甲骨まで）、**下肢**（両足と股関節まで）、**体幹**（図1）と全身を3つに分割して、動きのチェックと改善方法を具体的に説明していきます。そして、**上肢、下肢、体幹をつなげ、全身が連動する身体**に仕上げていきます。

　つまり、「介助する身体づくり」をするというわけです。これらがベースとなり、はじめて介助技術が機能し始めるようになるのです。

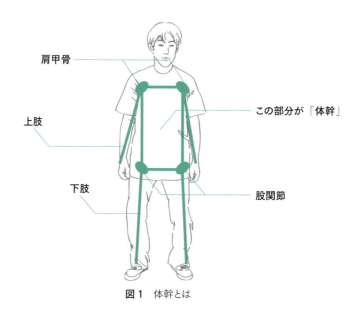

図1　体幹とは

I. 下肢と体幹の連結を変える
―― 「股関節」から動く

A. 下肢の役割は介助技術の土台

　介助技術において下肢の役割は「土台」です。土台がぐらついてしまうようでは、技術の安定性もなくなり、相手を安全に移動させることもできなくなります。ですが、ただドシンと安定しているだけでは、動けなくなってしまいます。安定することと、動くこと、この一見矛盾したことが、身体のある部分を使いこなすことにより可能になるのです。

　その部分とは、**足首でも膝でもなく、足の付け根である、股関節**です。股関節の動きが制限されると、立つ座る、寝る起きる、走る止まるいう基本動作が行いにくくなります。やがて日常生活にも支障をきたすようになります。ところが、私たちは上手く股関節を動かせていない傾向にあります。

　というのも、私たちの生活スタイルは欧米化されたものであり、特にいすに座る動作により、膝中心の動きで生活する癖がついてしまっています。膝関節は屈曲伸展（曲げ伸ばし）のみと動きも限定され、動きのために使われる筋肉も太腿の前側が中心となり（**写真1の①**）、膝一点に負荷が集中しやすくなります（**写真1の②**）。

　しかし、それに対して股関節は、動く範囲も屈曲伸展だけでなく、開く、閉じる、回すなど動きの自由度が大きく、それに伴い、太腿の筋肉も前側だけでなく全体が使えます。そして、負荷も全体に分散され、膝などを部分的に痛めにくい動きが可能になります。

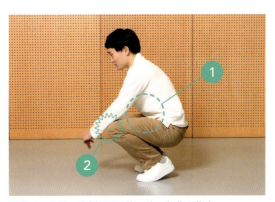

写真1　太腿の前側だけを使い膝に負荷が集中

B. 股関節の動きをチェック

　股関節がしっかり使えているかどうかは、しゃがんで歩くことをしてみるとチェックができます。いすに座るのであれば、股関節は90°曲がればよいですが、しゃがむ場合には120〜130°の曲がりが必要です。しかもそこから歩く場合には、膝中心では膝に負荷が集中し、筋肉も太腿の前側ばかりを使ってしまいます。

・**正しいしゃがみ方**
　股関節を広げると、股関節が緩み、楽にしっかりと腰が下ろせ、結果として正しいしゃがみ方になる（**写真2、3**）。

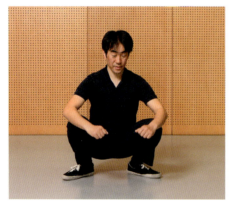

写真2　股関節を広げた正しいしゃがみ方

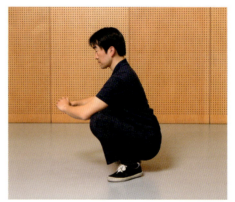

写真3　踵がつき、背筋も伸びている

・**「しゃがみ歩き」に見るわるい股関節の動き**
　腰が高く、股関節を使わず膝から足を投げ出すような動きになる（**写真4、5**）。

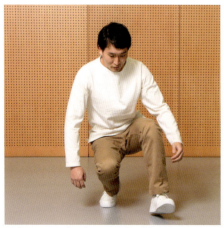

写真4　腰が高く膝から足を投げ出している

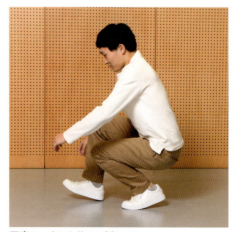

写真5　今にも後ろに倒れそう

・「しゃがみ歩き」に見る正しい股関節の動き

　腰が落ちた体勢で、股関節から膝を倒し、反対の膝を股関節から立てることを交互にしながら歩く。股関節から膝を倒すように歩くことで、負荷も分散されやすく、太腿全体の筋肉が使われるので疲れにくい（**写真6～8**）。

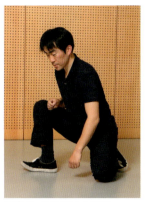
写真6　腰が落ちた体勢

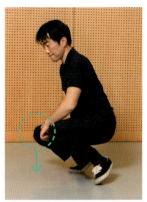
写真7　股関節から右膝を倒す

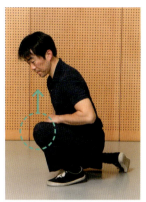
写真8　股関節から左膝を立てる

C. 股関節の動きを改善する

　介護技術においても、しっかりと股関節が使えていれば、下肢全体が上手く使え、安定した動きが行えるようになります。以下、改善の方法です。

　まず、肩幅の1.5～2倍ほど足を広げ（**写真9**）、腰を下ろしていきながら（**写真10の①**）、同時に膝とつま先を広げていきます（**写真10の②**）。すると、股関節が自然に広がり楽にしゃがめるようになります。そして、太腿全体の筋肉が使われてきます（**写真11**）。

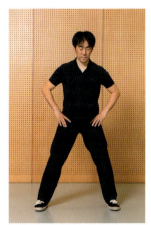
写真9　足を広げた体勢をとる

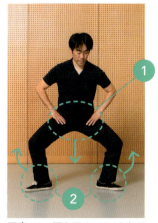
写真10　腰を下ろしていきながら、膝とつま先を広げていく

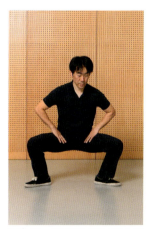
写真11　股関節が広がり太腿の筋肉全体が使われている状態

第1章　介助する身体づくり

立ち上がる際は、上半身を前傾させながら膝とつま先を閉じていきます。そのことで、太腿の裏側、内側、前側の筋肉が使われていきます。上下動に、らせん状の動きが加わったというイメージで行うとよいでしょう（**写真 12**）。

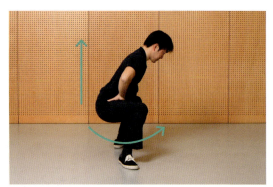

写真 12　しゃがみ込みからの立ち上がり

　このトレーニングは、きつかったら、両膝に両手を当てながらでもかまいません。普段使っていない股関節の動きを無理のない範囲で引き出していくことが重要です（**写真 13**）。

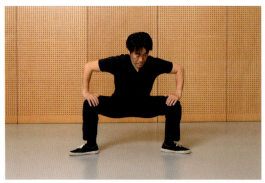

写真 13　両膝に両手を当てながらの股関節の動きの改善

　股関節を中心に身体を動かすことで、下肢全体の筋力が発揮しやすくなると同時に負担も分散される合理的な動きとなり、安定した土台のなかで介助が行えます。

　また、在宅の介護現場などのように、床や畳にしゃがんで介助する際、股関節がしっかり動かせなければ、相手に対して構えることすらできません。ましてや相手の動きを引き出す介助技術は成立しません。

　したがって、股関節をしっかりと使いこなすことが、どのような環境の介助においても重要なポイントになってくるのです。

II. 上肢と体幹の連結を変える
――「肩甲骨」で背中と腕をつなぐ

A. 上肢は相手との接触点

　上肢は相手との接触点になる部分です。しかし、介護を受ける方を腕力だけで不必要に抱えようとする介助者は少なくなく、その結果、手首や肘、肩を痛めてしまうことにもつながります。つまり、接触点となる上肢が部分的にしか使われないため負担が大きくなるのです。それを防ぐとともに、介護を受ける方の自然な動きを引き出すには接触のしかたを改善する必要があります。そのポイントは介助者の背中と腕とをきちんと連動させることです。

　背中は、背筋力に代表されるように、身体のなかで最も大きな力や動きが出せるところです。その背中と腕とを連動させて使うことで、腕だけで持つという力任せの抱え方から、**相手を全身で包み込むような安心感のある抱え方**に大きく変化していきます。そのためには、背中と腕の連結部である肩甲骨の状態を常に意識しておく必要があります。

　それでは、まず背中と腕がきちんと連動しているかチェックしてみましょう。

B. 背中と腕の連動性のチェック

　両手を前に伸ばし指を組んだ状態で、肘だけをくるくる回してみてください。苦戦された方が多いと思います。

　実はコツがあります。まず、肩甲骨を広げたり寄せたりしてみてください。広げる場合は胸をくぼませ背中を丸めて（**写真14の①**）、股関節・膝も曲げます（**写真14の②**）。顔を下に向けると肩甲骨が最大限に広がった結果、肘が横を向くことになります（**写真14の③**）。

　次に肩甲骨を寄せます。寄せる場合には、股関節と膝を伸ばして（**写真15の①**）、胸を張っていって顔を天井のほうに向けていくと、肩甲骨が寄ってきた結果、肘関節が下を向くことになります（**写真15の②**）。

　確認すべきことは、**肩甲骨を広げる → 肘が横、肩甲骨を寄せる → 肘が下**、という動きがスムーズにできているかどうかです。つまり背中と腕とが連動しているかどうかがこの動きからみえてくるのです。

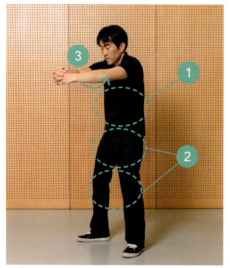
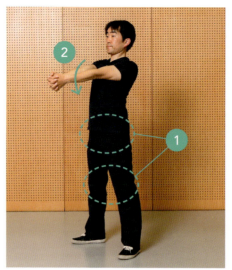

写真14 手を組んで、胸をくぼませ、肩甲骨を広げていくと肘が横を向く

写真15 手を組んで、胸を張り、肩甲骨を寄せていくと肘が下を向く

C. 背中と腕の連動性を高めるトレーニング

次に、背中と腕を適切に連動させるトレーニングを行い、改善をしていきましょう。

まず肩の力を抜き、胸の前で手を組みます（**写真16**）。次に胸をくぼませ、背中を丸め、膝を曲げると肩甲骨が開いてきます（**写真17**）。肩甲骨が広がってくると同時に、手首を返しながら腕を伸ばします（**写真18**）。逆に、膝を伸ばしながら、肩甲骨を背中の中央に向かって閉じ、胸が張られてくると腕が戻ってきます（**写真19**）。このように、肩甲骨を連結部とし、背中との連動を感じながら腕を動かすことが重要なのです。

以上の動作を理解して行い、腕だけで物事を解決してしまう癖をなくし、大きな力をもつ背中を目覚めさせましょう。

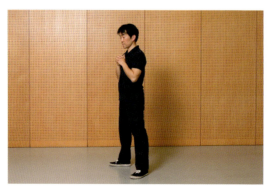

写真16 肩の力を抜き、胸の前で手を組む

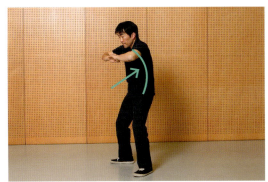

写真 17 胸をくぼませ、背中を丸め、膝を曲げて肩甲骨が開いていく

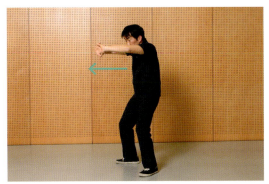

写真 18 肩甲骨の広がりを感じたまま手首を返し、腕を伸ばす

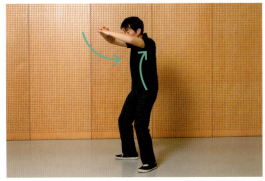

写真 19 胸を張り、肩甲骨が閉じてきた結果、腕が戻ってくる

　実はこの背中と腕の連動が、第 2 章の I.「手の平返し」で抱える（p.25）の基盤となるのです。

III. 体幹内の連結を変える
──「腰椎」を立てて上肢と下肢をつなぐ

　体幹のポジショニング、つまり姿勢は、上肢と下肢をつなぎ、全身の連動性を引き出す役割とともに、腰痛の予防や改善にも、重要な役割を担っています。私たちが一般的に思うよい姿勢と、実際に動きやすい姿勢とではかなりの差があります。姿勢についての考えを見た目ではなく身体の内面から考え、変えていく作業をしていきましょう。

A. 正しい姿勢こそ気をつけよう

　それでは、一般的によいといわれる姿勢が、実は身体に負担をかけているということから解説していきます。まず、私たちがイメージするよい姿勢とは、「気をつけ」の姿勢です。ただ、胸を張って、背筋は伸ばして、という姿勢をとっていると、腰が反り過ぎてしまい、腰一点に負担が集中するということがおこってきます（**写真20**）。

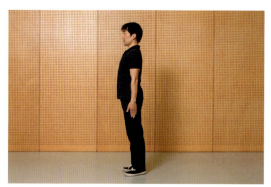

写真20　「気をつけ」には気をつけよう！

　私が、ある大学で、腰の椎間板にかかる負担の計測をしたときのことです。まず、気をつけの姿勢で立った被験者は72 kgの方にもかかわらず、腰には82 kgの負荷がかかっていました。つまり体重の約1割増しの負担がかかっていた、というデータが出てきたのです。なぜそうなったかは単純明快で、胸を張り、背筋を伸ばすことにより腰が反ってしまったためです。

　では、私たちがよいと思っている気をつけの姿勢というのは、どういう解釈をしたらよいのでしょうか。私は、社会的、儀礼的によい姿勢であって、動くときにはあまり適さない、つまり使い分けることが必要な姿勢だと考えています。私たちは、小学校、中学校、そのあと高校と、卒業式や入学式をはじめ、授業前後

の挨拶も、気をつけの姿勢がよい姿勢として過ごしてきました。
　ところが、実際に動く場合に、気をつけのままで動いてみると大変動きにくいのです。

B. 動きやすい機能的姿勢

　気をつけよりも、動くときには、別の姿勢で取り組んだほうがよいだろうということで、その姿勢について解説します。まず、肩の力は抜いて（**写真21の①**）、股関節、膝は軽く曲げます（**写真21の②**）。そして、骨盤と腰椎（動画では腰骨と表現）のポジショニングは丸めたり反らしたりせず、中間位（真っ直ぐ）の状態を保つようにします（**写真21の③**）。

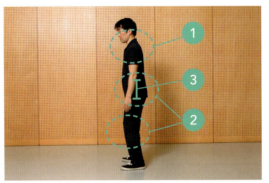

写真21　肩、肘、膝は自然体で骨盤と腰椎は真っ直ぐ

　この姿勢が、腰に負担がかからず、動きやすい姿勢です。また、データ的にも先ほど82 kgあった負担が、マイナス22 kgの、60 kgに軽減したというデータが取れました。一見、元気がなさそうな姿勢に見えてしまいますが、手足の動きをつければ、相当動きやすい姿勢に変わってきます。
　また、こういった姿勢は、古くからある日本的な姿勢に多く見られます。日本舞踊や、能、狂言、武道もしかり。それは、着物を着て帯を巻くと、必然的に、骨盤と腰椎は反ったり丸まったりせずに、真っ直ぐになりやすいからです。
　また、日常生活のなかで、寝ているときに、私たちは骨盤と腰椎を無意識にコントロールしています。足を伸ばして寝た状態だと、腰が反り過ぎて徐々に腰一点に負担が集中してきます。そのときに、私たちがどう対応しているかというと、誰に教わったわけでもなく、両膝を立てることをします。両膝を立てると腰の反りがなくなり、骨盤と腰椎が真っ直ぐになってくるため、腰に負担がかかりにくくなるのです。

C. 実際に活用するための姿勢の工夫

　ただし、実際の動作に使う場合には、工夫が必要になります。最も腰を痛めやすいのは、真っ直ぐに立っているときよりも、中腰で前傾している姿勢のときだからです。例えば、おむつ交換、体位交換、移乗動作はみな中腰前傾の姿勢で行います。

　では、なぜ痛めやすいかといえば、それは骨盤と腰椎のポジショニングが崩れやすいからです。そして、その原因のほとんどは、腹から曲げてしまう、ということを行ってしまうからです（**写真22**）。

　腹から曲げてしまうと、当然ながら、腰一点に負担が集中します。腹は一見曲がりやすそうですが、実際は曲がりにくいところです。では、どこから曲げるのがよいかというと、それは股関節です（**写真23**）。

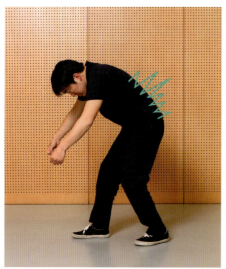

写真22 腹から上体を曲げると腰に負荷が集中するだけでなく、上半身と下半身の接続が途切れ、全身の連動性が引き出せなくなる

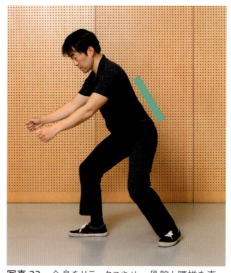

写真23 全身をリラックスさせ、骨盤と腰椎を真っ直ぐに保ち、股関節から上体を前傾させる。全身が連動し、腰への負担も分散できる

　股関節からしっかり曲げると、腰にかかる負担は、かなり軽減します。ただし、漠然と股関節から曲げると、どうしても腹も一緒に曲がりやすくなります。なので、股関節をさらに動かしやすくするような工夫を行います。

　両方のつま先を広げると、股関節も広がり、緩んでくるので、しっかりと前傾することが可能になってきます（**写真24**）。そのときに、骨盤と腰椎が真っ直ぐの状態を保っておくと、腰にかかる負担は、かなり軽減してきます。

　また、前傾するということだけではなくて、しゃがむときにも、この、骨盤と

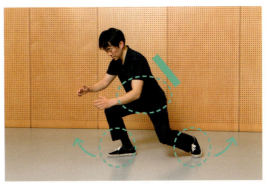

写真24 つま先を広げると股関節も広がってくる

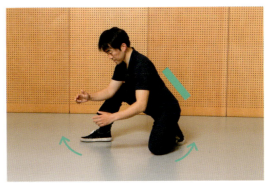

写真25 股関節が広がると腰を落とすことができる

腰椎のポジショニングが重要になってきます。しゃがむときには、股関節を広げながら、腹を曲げず、骨盤と腰椎を真っ直ぐにしながらしゃがんでいくと、しっかりと腰を落とすことができるようになります（**写真25**）。

このように、骨盤と腰椎をきちんと真っ直ぐに保つことが、さまざまな動作を行うときの基盤となってきます。ただし、腹筋・背筋でがっちりと固めてしまうのではなく、**動きの中で、結果として骨盤と腰椎が真っ直ぐに保たれている**、ということが重要になります。そういった、骨盤と腰椎のポジショニングを意識することによって、上肢と下肢が、きちんとつながり、全身の連動性が引き出しやすくなるのです。そして、そういった意識をもって介助技術を行うことは、技術の質の向上や腰痛の予防・改善にもつながってくることでしょう。

第2章 相手との関係の3原則

　通常、体位交換、起こす、立たせる、座らせる、といったように、個別の技術を決まった順番で学んでいくことが定番です。しかし、どの技術にも共通した原則を理解し、実践することが大切です。

　そして、この章で解説する「相手との関係の3原則」が使いこなせるようになれば、相手の状態にあった技術をその場で工夫し、つくり出すことも可能になってきます。つまり、**応用力が高まるのです**。この3原則は、マニュアル的技術から脱却し、オーダーメイドの技術になるための、最も重要なポイントともいえます。

I. 「手の平返し」で抱える
II. 骨盤の位置は相手より低く
III. 相手と一体化する

Ⅰ.「手の平返し」で抱える

- 負担なく大きな力が出せ、重度の方の介助では特に効果がある。
- 接触の質が高まり、相手の身体の状態を感じやすくなる。

　相手を抱えるとき、腕の力だけで行っていると、手首や肘、肩などに負担が集中し、体を痛めやすくなります。そして、そのような状態で抱えられていては相手も締め付けられるような苦しい状態となってしまいます。

　人体で最も大きな力を備えているのは背中です。そこで、背中と腕を連動させて相手を抱える具体的な方法を紹介します。それが「手の平返し」です。

　「手の平返し」を行うと、大きな力が出せるだけでなく、相手をソフトに包み込むような抱え方も可能になります。普通に抱えた場合と見た目は同じでも、力の伝わり方や触れた感じの柔らかさはかなり違ってきます。

　また、自分の力を相手に伝えるというアウトプットだけでなく、相手の身体の状態を感じやすくなるというインプットの効果も高まります。

　急にこれまでと違う動きや考え方を取り入れることは、介助者や相手にとっても、難しいことです。しかし、技術の形、手順はそのままでも抱え方の質が改善されれば、技術全体の質も確実に向上し、違和感なく相手にも受け入れられることでしょう。

A.「手の平返し」を実践

　まず、腕を大きく回し、手の甲を自分に向けて構えます（写真26）。

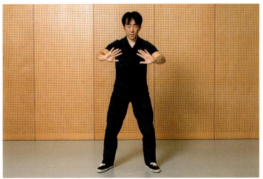

写真26　手の甲を自分に向けて構える

そうすると、両肩の肩甲骨が左右に大きく広がり、背中に適度な張りができてきます（**写真27**）。

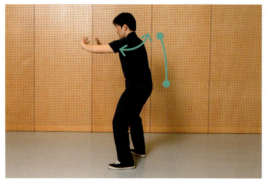
写真27　肩甲骨の広がりと背中の適度な張り

　手の平が外に向いていては相手を抱えにくいので、背中の適度な張りを保ちながら手首から先だけを返し、手の平で抱えられる体勢にします（**写真28**）。

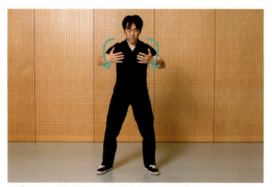
写真28　手首を返し、相手を抱えられる体勢になる

B.「肩甲骨の広がり」がポイント

　肩甲骨を広げた際、背中が張り過ぎず、緩み過ぎず、適度な張りとなるように調節します。そうでないと、適切に背中の力が腕に伝わりにくいのです。
　例えるならばギターや三味線の弦の調整と似ています。張り過ぎても緩めすぎてもよい音は出ません。
　ただし、この「適度な張り」は数値化や言語化がしにくい感覚でもあります。個人個人、適度な張りを実践のなかで微調整しながらみつけていってください。

C.「手の平返し」の実践への活用例

「手の平返し」を介助技術にどのように活用するのか、片麻痺の方をいすから立ち上げる例で解説します。

片麻痺の方の立ち上げでは相手の腰が残りがちです。そしてよくみかけるのが、ズボンのゴムやベルトを持ち、引き上げるという方法です。しかし、それは力任せであり、そのようにされた方は不快に感じます。

そこで、まず手の平を返して自分の肩甲骨を広げ、背中と腕が連動している状態となります。そして、そのまま手の甲から相手の骨盤に腕を回します（**写真29**）。次に、その体勢のまま手首から先を返し、手の平で相手を抱えます（**写真30**）。

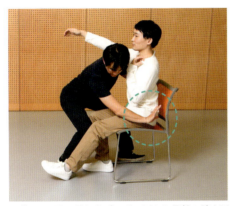

写真 29 肩甲骨を広げ、手の甲から骨盤に腕を回す

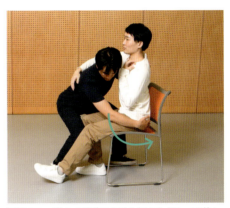

写真 30 背中の適度な張りを保ちながら、手首から先を返し、手の平で抱える

そこから上体を前傾させ臀部が上がってくる動作を引き出します（**写真31**）。

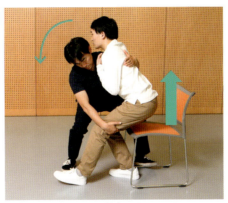

写真 31 前傾させると臀部が上がってくる

背中と腕とが連動しているため、負担なく大きな力が出せ、介助者も相手も安心感があるなかでの介助になります。また、力みがないため、相手の動きを感知しながら動作を引き出すことができます。

Ⅱ. 骨盤の位置は相手より低く

- 介助者の骨盤が相手よりも高いと、相手の動きは止まる。
- 介助者の骨盤を相手よりも下げることで、相手の動きが引き出せる。

　介助では相手の動きを引き出すということが基本中の基本といわれています。しかし、本来ならば動けるはずの相手の動きを介助者が気づかないうちに止めてしまっているケースが少なくありません。注意点は相手と介助者の骨盤の位置関係にあります。

　相手を車いすやベッドから立ち上がらせる場合、相手よりも自分の骨盤が高いと、相手が前傾できず、立ち上がらせることができません。そして、立ち上がれないのは脚力がないからだと判断し、無理に抱え上げようとしてしまいます。

　しかし、介助者の骨盤の位置が相手の骨盤の下にあれば、相手は上半身が前傾し、自然に腰が上がり、脚力に頼らない立ち上がりが可能になります。これは、立ち上がりだけでなく、介助技術全般の動作に共通していることです。

　つまり、骨盤の位置を適切にコントロールして、相手の動きを常に引き出しやすくするのが、介助技術のコツなのです。

A. 骨盤の位置が相手よりも高いと

　介助者の身体がじゃまになり、相手は前傾して腰を上げ、立ち上がることができなくなります（**写真32、33**）。

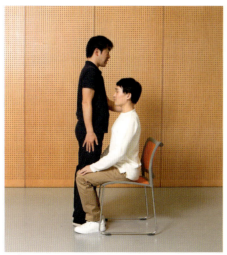

写真32 相手に対し骨盤の位置が高い状態

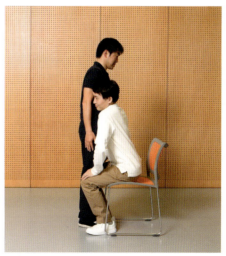

写真33 ぶつかってしまい相手の動きを阻害

したがって、自分の骨盤が高いままの状態で無理に持ち上げる介助をしてしまうことになります（写真34）。

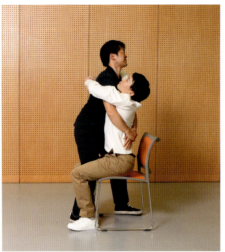

写真 34　骨盤が高いまま腕力で持ち上げるしかなくなる

B. 骨盤の位置が相手よりも低いと

骨盤を相手よりも低い位置にしておくと、まず相手の動きを阻害することがなくなります。当たり前の話のようですが、実はこの基本ができていないため、介助に失敗するケースが数多く存在します。骨盤の位置は相手の骨盤の位置より低くする癖をつけてください（写真35〜37）。

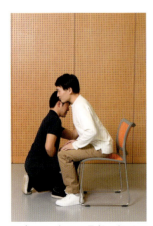 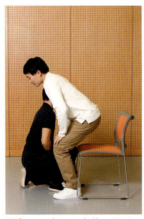 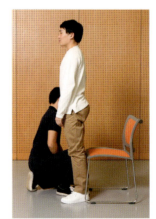

写真 35　自分の骨盤が相手の骨盤より低い状態
写真 36　自分の身体が相手の動きを邪魔しない
写真 37　無理なく相手は立ち上がれる

次に、実際にいすからの立ち上げの技術を行ってみます。

骨盤が高い状態でまず相手を抱え、そこから骨盤を相手より低くすることにより、相手の前傾が引き出され、自然に腰が上がり、無理なく立ち上がらせることが可能になる様子がわかると思います（**写真38～41**）。

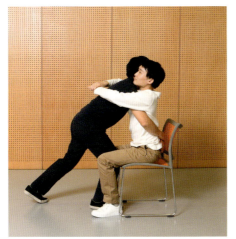

写真38 骨盤が高い状態で相手を抱える

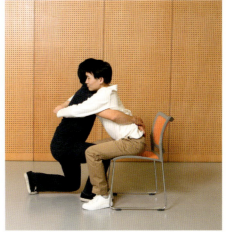

写真39 相手より骨盤を低くし前傾を引き出す

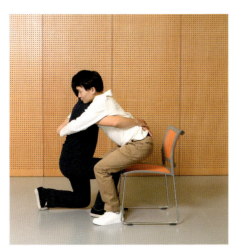

写真40 相手の腰が楽に上がってくる

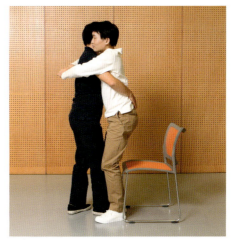

写真41 相手の動きを引き出し立ち上がらせた

Ⅲ. 相手と一体化する

- 要介護度が高い場合、離れていると動きは引き出せない。
- 相手と一体化すると、介護度が高くても動きは引き出せる。

　いくら骨盤の位置を相手よりも下げたとしても、要介護度が高い方になると、動きが引き出せなくなるケースが現場ではよくあります。解決のポイントは単純明快です。相手としっかり近づいて、一体化するということです。

　ある程度自分で動ける方の場合、介助者の体が離れていることは、自分が動くスペースができることになり、また介助者はそのスペースを有効に活用できます。しかし、動きが出にくい、または全介助状態の方になると、スペースが空いてしまっていては、お互いの動きが伝わりにくくなり、技術が成立しなくなります。

　「近づく」というと、ただ胸を合わせることで満足してしまう傾向がありますが、それでは不十分です。最も重要なのは、「骨盤と骨盤が近づく」ことです。さらにいえば、相手の骨盤の下に介助者の骨盤がピタリと密着するようにして、一体化することです。

　それに加え、「手の平返し」で抱えることで、さらに一体化の質が高まり、実践力がアップします。つまり、介護度が高い方の場合、自然と3つの原則が有機的につながって使用されるのです。

A. 一体化のわるい例

　一見、近づいているようにみえますが、胸から腹にかけて、相手との間に空間があり、動きが伝わりにくくなっています（**写真 42**）。このまま、立ち上がらせようとすると、結果腕力をかなり使うことになり、腰にかなり負担がかかります（**写真 43**）。

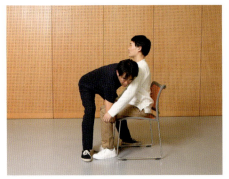

写真 42　胸から腹にかけて空間ができている

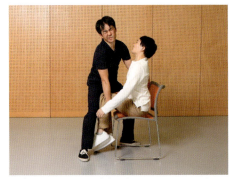

写真 43　どうしても腕力に頼ることになってしまう

B. 一体化のよい例

　胸から腹を相手にしっかりつけることで、隙間なく相手と一体化します（**写真44**）。一体化した状態から、前傾を引き出し、相手の腰を上げていきます（**写真45、46**）。

　そして、立ち上がり動作の延長として抱え上げることも可能です（**写真47**）。一体化ができていれば、少ない負担で、技術として抱え上げることも可能になります。

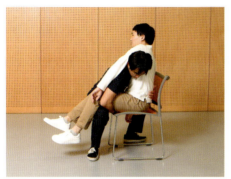

写真44　隙間なく一体化する

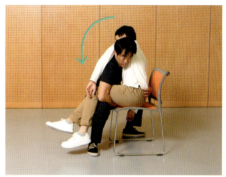

写真45　相手の前傾を引き出す

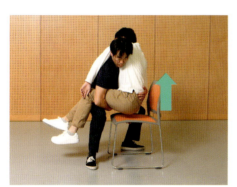

写真46　楽に腰が上がってくる

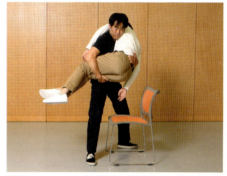

写真47　立ち上がり動作の延長として抱え上げも可能

以上紹介した、「相手との関係の3原則」ですが、介護技術を行う際には、まずはこれらを意識して実践してみてください。すると、今まで上手くいかなかった理由、もしくは何となく上手くいっていた理由がはっきりと浮かび上がってくるはずです。
　第Ⅱ部「実践編」では、第Ⅰ部「基礎編」第1章で培った「介助する身体づくり」と、第2章の「相手との関係の3原則」をフル活用して、実践的な介助技術に取り組んでいきます。

※注意　ここでは、一体化のわかりやすい例として抱え上げまでの技術を行っています。この技術ができるようになることが目標ではなく、「一体化」の考えを理解することが何よりも重要です。
　　1人での全介護状態の方の抱え上げは、健康な人同士での十分な練習を経たうえで、はじめて行うものです。行う場合には、絶対に無理は禁物です。危険を感じたらすぐに中止するようにしてください。

第 II 部

実践編

原則を使い応用し、
現場での介助に活かす！

実践編をお読みいただくにあたり

実践編は Q&A 方式になっており、38 個のクエスチョンを掲載しています。そして、各クエスチョンに対しアンサーを即答するのではなく、なぜ失敗したかを知っていただくため、失敗例を先に提示しています（ただし、Q29、30、32 は成功例のみ）。アンサーにあたる成功例に進む前に、失敗例の本文と動画をご覧いただければと思います。成功例の理解がより深まるはずです。

また、失敗例も成功例も、動画は何度でも繰り返し見られるように、音声は入れず、短く編集されています。紙面で解説しているポイントのチェック、同僚の方との練習、そして個人のイメージトレーニングにご活用いただければと思います。

Scene 1
ベッドおよび床での技術

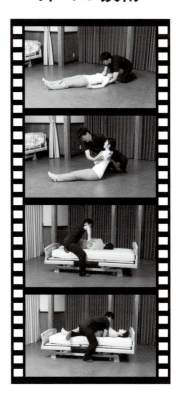

Q1 ベッド上で拘縮、変形がある方の側臥位への体位変換はどうすればよいですか？──ベッド奥側へ

失敗例

相手を横に向けることが目的なのに、真上に引き上げる動作になってしまうことがよくあります。理由は、構えている自分の腰の位置が高いためです（写真1の①）。腰が高いと上に吊り上げることはしやすいものの、相手を横に向ける動きは出しにくくなります（写真1の②）。

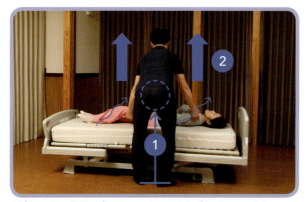

写真1　腰の位置が高いため、上へ吊り上げようとしてしまう

成功例

まず、手の使い方です。漠然と相手に触れると、腕力中心になりやすいため、手の平返しをして背中と腕を連動させます（写真2）。

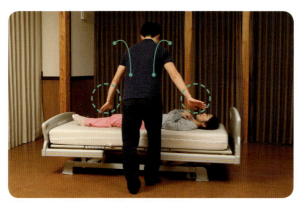

写真2　手の平返しにより背中と腕を連動させる

そして、腰を落とし相手を動かしやすい体勢をとります（**写真3**）。そのとき、相手の肩と太腿に触れる手は逆ハの字にします（**写真4**）。そのことにより、力が一方向に集中せず、相手の身体全体に及んでいくので、負担なく相手を動かすことができます。

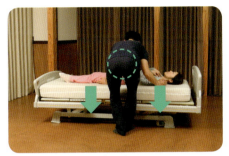

写真3　腰を落とし体勢を決める

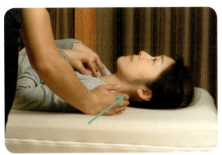

写真4　相手に触れる手は逆ハの字

そこから、自分が前傾していく動きを利用して相手を横に向けます。その際に片膝をベッドにつくと、体勢が安定します（**写真5**）。つまり、自分の重心移動によって相手の寝返り動作を引き出すのです（**写真6**）。

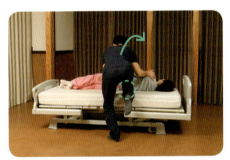

写真5　自分の上半身を前傾させ重心を前方へ移動

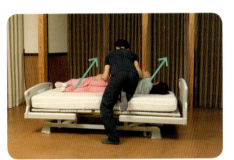

写真6　重心の移動により相手が寝返る動きが引き出された

A1 前傾する力を利用する

- 自分が前傾して倒れる力で押す。
  つまり、自分の重心移動を相手の寝返り動作に変える。
- ベッドに片膝をつくと、安定した体勢で倒れる力が出しやすい。

☑ **原則1　手の平返しで抱える**……背中と腕を連動させ、相手の肩と太腿に触れる。
☑ **原則2　骨盤の位置は低く**……片膝をつき骨盤を低く構え、そこから自分が前傾していく。
☐ **原則3　相手と一体化する**……離れていても自分の動きは伝わるので、密着しなくてもよい。

Scene 1　ベッドおよび床での技術

Q2 ベッド上で拘縮、変形がある方の側臥位への体位変換はどうすればよいですか？——ベッド手前へ

失敗例

問題点はQ1の「ベッド奥側へ」の場合とほぼ同じです。やはり腰の位置が高いまま（**写真1の①**）、相手を吊り上げる体勢になっています（**写真1の②**）。そのため、自分も相手も身体に負担がかかる状況になっています。しかも、手前に寝返らせるほうが、奥へ寝返らせるときよりも相手との距離が離れているため、さらに腰や肩に大きい負担がかかってきます。

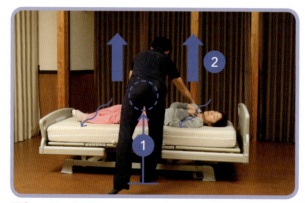

写真1 腰の位置と上への吊り上げの問題に加え、相手との距離が遠いという問題が加わる

成功例

手前へ相手を寝返らせる場合は、相手との距離を有効に活用することを考えます。失敗例では、離れていることが問題でしたが、発想を逆転します。つまり、それだけ自分が動ける空間があるととらえるのです。まず、手の平返しで背中と腕を連動させます（**写真2**）。

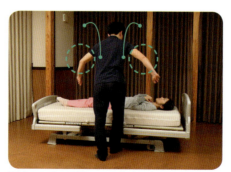

写真2 手の平返しにより背中と腕を連動させる

次に手の平をハの字にして相手の肩と太腿に触れます（**写真3**）。これで相手の身体全体に自分の動作を及ぼすことができます。
　そこから上半身を相手に近づけ、左足を振り上げます（**写真4**）。

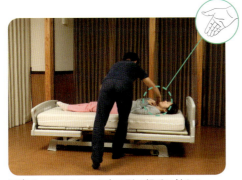

写真3　手の平はハの字の形で相手に触れる

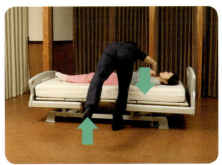

写真4　相手に近づき、左足を上げる

　この体勢から、左足を下ろしながら、腰も下ろしていきます（**写真5の①**）。このとき大切なのが、背中と腕がきちんと連動していることです（**写真5の②**）。腕だけで抱えていると、腰を下ろしていくことで得る力が腕から相手へ上手く伝わりません。相手に力が上手く伝われば、相手は手前に寝返ってきます（**写真6**）。

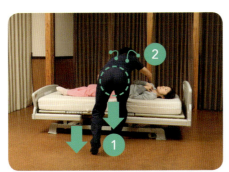

写真5　足を下ろすタイミングで腰も下ろしていく

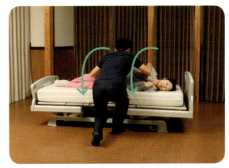

写真6　腰を下ろす動作により相手は手前に寝返りを打つ

A2　腰を下ろしながら寝返らせる

- 自分の腰を下ろす動きによって、相手の寝返る動きが自然に出てくる。
- 片足を振り上げることにより、動き出しがしやすくなる。

☑　**原則1　手の平返しで抱える**………背中と腕が連動していないと、相手に動作は伝わらない。

☑　**原則2　骨盤の位置は低く**………触れた際には骨盤は高く、寝返らせるときに骨盤を下げていく。

☐　**原則3　相手と一体化する**………離れていても動作が伝わるので、密着しなくてもよい。

Scene 1　ベッドおよび床での技術

Q3 ベッド上での平行移動が困難です。よい方法はありますか？
——ベッド中央から手前へ

失敗例

　相手が仰向けで寝ているということは、最も安定している状態です。つまりベッドとの接地面積が最も広く、動かしにくいということです。そして、動かそうとすれば、摩擦が大きく、大変な力が必要になります（写真1）。

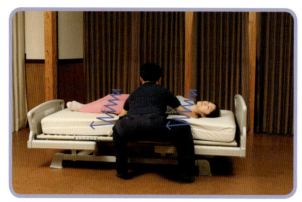

写真1　仰向けの状態で移動させることは困難

成功例

　まず、接地している面積をなるべく少なくするということを考えます。そのために、相手の膝を立てます（写真2）。これによって、下半身がベッドに接地している面積がかなり減ります。

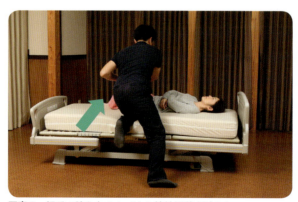

写真2　相手の膝を立てベッドとの接地面積を減らす

さらに、相手を横向きにします。その際、上半身を手前に前傾させるようにします（**写真3**）。この状態で、接地面積が最小となります（横に向けるときの技術はp.40 Q2参照）。

相手が横向きになったら、最も重い部分である骨盤を手前に動かします（**写真4**）。

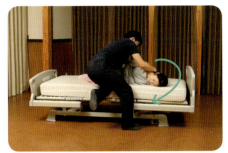

写真3 さらに横に向けることで接地面積は激減する。このとき上半身を前傾させる

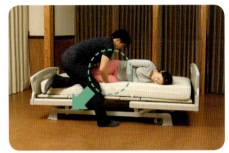

写真4 最も重い骨盤部分を移動させる

それから、横向きになっている相手を仰向けの状態に戻し、膝を伸ばします（**写真5, 6**）。

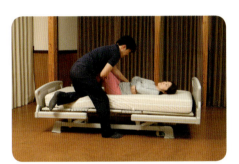

写真5 横向きから仰向けの状態に戻す

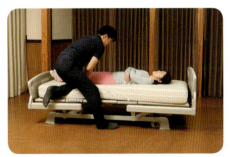

写真6 立てた膝を伸ばして移動完了

なお、ベッドの中央から奥への移動についても考え方、技術は同じです。動画でチェックしてみてください。

A3 接地面積を減らせば相手は動かしやすくなる

- 相手の膝を立てると、ベッドとの接地面積は減らせる。
- 相手を横に寝返りさせると、さらに接地面積は減らせる。

☑ **原則1 手の平返しで抱える**………最も重い部分である骨盤をしっかり抱えて手前に動かす。

☑ **原則2 骨盤の位置は低く**………片膝をベッドにつき、相手を水平に動かせる位置を保つ。

☐ **原則3 相手と一体化する**………1つひとつ動作を区切って行うので、常に密着していなくてよい。

Q4 ベッド上で足側に下がった方を、頭側に引き上げるよい方法はありますか？①
――肩甲骨を抱えて移動

失敗例

　ベッドのヘッドボード越しに頭側から引き上げる動作では、相手の脇の下を抱えて力任せになるケースが多くあります。それでは、相手を持ち上げようと身体が動いてしまいます。その結果、水平ではなく右斜め上方向に引っ張り、無駄な力を使ってしまいます（**写真1**）。

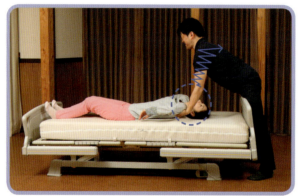

写真1　水平に動かしたいのに、無意識に右斜め上へ動かそうとしている

成功例

　動画ではいとも簡単に相手を動かせていますが、これは原則の積み重ね以外の何物でもありません。まずは手の平返しで背中と腕を連動させます（**写真2、3**）。

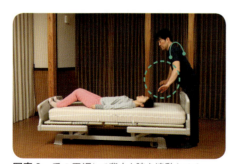

写真2　手の平返しで背中と腕を連動させる

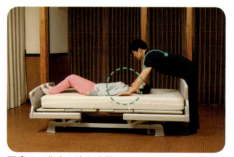

写真3　背中と腕を連動させたまま、相手を抱える準備をする

水平方向への動きが引き出せるように、相手と自分の身体が平行になるように意識し（**写真4の①**）、相手の肩甲骨を抱えます（**写真4の②**）。
　そこから、骨盤の位置を保ち、相手との一体感を感じながら、水平に滑り動くようにスッと引きます（**写真5**）。

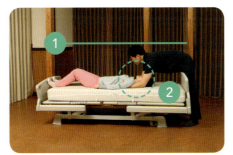 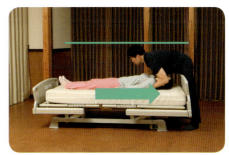

写真4　水平への動きを意識して相手を抱える　　　写真5　骨盤の位置を保ち相手との一体感を感じながら水平に引く

　手の平返しで抱え、相手との接触の質が高まっていると、密着はしていなくても、相手と一体化している状態を感じ取れるようになります。感じ方は、相手を引いたときに適度なテンションがあるかないかです。綱引きの綱がたるまずピンと伸びている状態と同じです。テンションがある場合は負担なく引けますが、ない場合は一体化した動きができず相手が残り、力任せに引くようになってしまいます。

A4　相手は持ち上げずに引く

・相手を持ち上げることは、引く動きに対してブレーキをかけてしまうこと。
・水平方向に引けば、無駄な力はいらない。

☑　**原則1　手の平返しで抱える**........背中と腕が連動していないと、相手に動作は伝わらない。

☑　**原則2　骨盤の位置は低く**............ベッドのヘッドボードがあるので、骨盤は上下させにくい。そのため、骨盤位置はそのままで、上半身はベッドと平行を保つ。

☑　**原則3　相手と一体化する**............相手との間に適度なテンションがあると、一体化している状態となる。

Q5 ベッド上で足側に下がった方を、頭側に引き上げるよい方法はありますか？②
――全身を抱えて移動

失敗例

　動画を見ると、きちんと手の平返しで相手を抱え、左の太腿は相手に密着して一体化も得られているように思われます。しかも骨盤の位置は相手と水平もしくは下にあります。3原則が守られ条件は十分なはずです。しかし、相手は動きません。どうしてでしょう？

　これは、形だけで、中身が伴っていないためです。特に、背中と腕との連動が切れた状態では、自分だけが前に倒れて、相手が残ってしまいます。そのため、結局、腕力や足で後ろに蹴る力に頼り、無理な引き上げをしてしまいます。

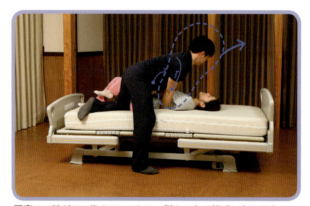

写真1　腕だけで抱えているため、倒れる力が相手に伝わらない

成功例

　3原則に則り、相手を手の平返しで抱え（**写真2**）、左の太腿を相手の骨盤に密着させ一体化します。骨盤の位置は相手とほぼ水平となり、移動させやすい体勢になります（**写真3**）。

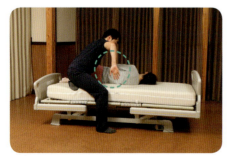

写真2　手の平返しで抱える

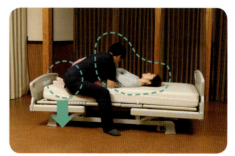

写真3　相手と一体化しており、骨盤の位置も適切

ここから移動の動作に移っていきます（**写真4**）。そのとき、背中と腕との連動が保たれていれば、自分が前傾して倒れる力がスムーズに相手に伝わり、上方へ負担なく移動できます（**写真5**）。

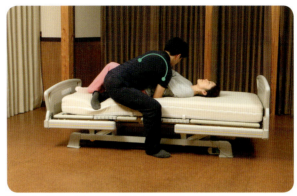

写真4　動作に移るとき、背中と腕の連動は崩さずに

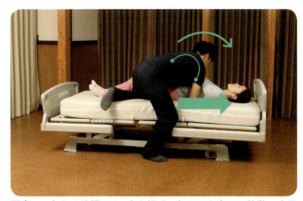

写真5　自分が前傾しその力を相手に伝え、上方への移動が完了する

A5　倒れる力で上方へ移動

・背中と腕との連動が保てれば、倒れる力で移動できる。
・形だけでは原則は通用しない。中身が大事。

☑　**原則1　手の平返しで抱える**……背中と腕の連動を保ったまま相手の腰をしっかり抱える。

☑　**原則2　骨盤の位置は低く**……ベッドに片膝をついているので、骨盤の高さは相手とほぼ平行。

☑　**原則3　相手と一体化する**……相手と介助者の骨盤が近づき、お互いの重心が1つになる。また、腰を抱えることで、さらに一体化がしやすくなる。

Q6 ベッドをギャッチアップすることにより、足元方向にずれた方を元に戻す方法を教えて下さい。

失敗例

　ベッドをギャッチアップして、食事介助を行ったときなど、だんだん相手がずり落ちてくることがあります。そのままの体勢で元に戻そうとするのは、相手とベッドとの接地面積が広く、摩擦も大きいため無理があります。そこで、接地面積を減らし、相手の動きを引き出しやすい状態をつくることを考えます。

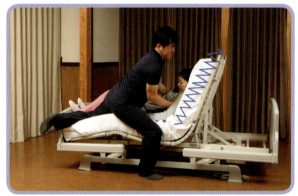

写真1　ベッドとの接着度はかなり高い。接地面積を減らしての対処が必要

成功例

　まず、相手の上半身を起こします。このときのポイントは、自分の腕を相手の肩口から斜めに背中へ差し入れることです（**写真2**）。相手の体幹に対して斜めに腕が掛かることで、身体全体に動作を伝えやすくなるメリットがあります（**写真3**）。

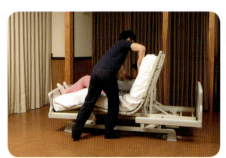

写真2　腕を肩口から斜めに差し入れる

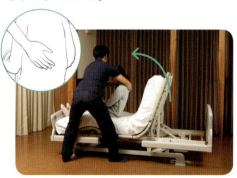

写真3　斜めに腕が掛かることで楽に起き上がってくる

相手の上半身がベッドから離れたら、自分の左足を相手の膝裏に差し入れます（**写真4**）。また、手の平返しで相手を抱え、自分と相手との間に隙間をつくらず、完全に一体化します。そこから、相手の上半身を前傾させ腰をベッドから上げます（**写真5**）。

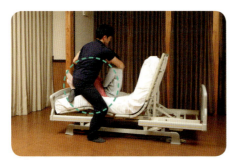
写真4　左足を膝裏に差し入れる

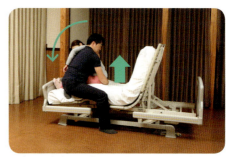
写真5　完全に一体化し、相手の腰を上げる

次に自分がベッドの方向へ前傾し、倒れる力を利用して、相手を元の位置に戻します（**写真6**）。

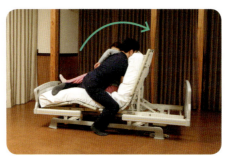
写真6　自分が倒れる力を利用しベッドへ戻す

A6 相手の前傾を引き出し移動させる

- 相手の上半身を前傾させれば、重い骨盤が上がり移動させやすくなる。

☑ **原則1　手の平返しで抱える**……背中と腕が連動していないと、相手に動作は伝わらない。

☑ **原則2　骨盤の位置は低く**……相手の膝裏に片膝を入れ、相手の上半身を前傾させると、骨盤は相手よりも低くなる。

☑ **原則3　相手と一体化する**……下半身、上半身とも、しっかりと相手に近づける。

Q7 全介助状態の方の上体を起こすよい方法はありますか？

失敗例

　全介助状態の方の場合、いつも行っている起こし方が難しいという理由で、相手の足を先に下ろしてから起こす介助者が少なくありません。一見、工夫しているようですが、相手にとっては、腰一点に負担がかかるなど、よい起こし方ではありません（**写真1**）。

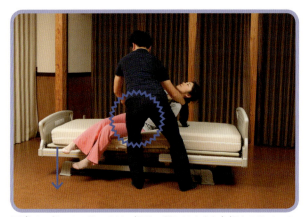

写真1　起こせてはいるが、相手の腰にはかなり負担をかけている

成功例

　相手の足を先に下ろすのではなく、下ろしやすいベッドの端まで移動させます（**写真2**）。

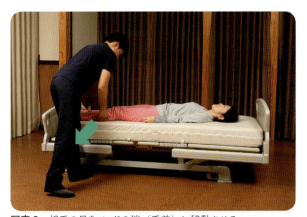

写真2　相手の足をベッドの端（手前）に移動させる

相手の右肩を上げて空間をつくり（**写真3**）、首下から自分の手を差し入れ、相手の背中全体に斜めに手が掛かるようにします（**写真4**）。これにより相手への力の伝わり方が格段によくなります。また、相手の頭が半円を描きながら起きてくる、合理的な動きも同時に引き出せるようになってきます。

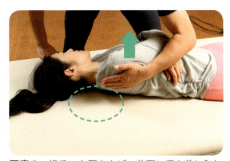
写真3　相手の右肩を上げ、首下に手を差し入れる空間をつくる

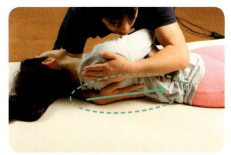
写真4　相手の背中を対角線状に腕で抱える

　このように手が掛かった状態から自分の腰を下ろしていくと、相手の上体が自然と起きてきます（**写真5**）。そして、上体が起きてくるタイミングで相手の太腿を抱え（**写真6の①**）、自分は横を向くように回転していきます（**写真6の②**）。その結果、相手は安定した座位となります。

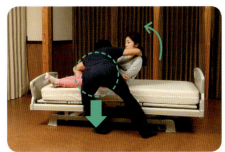
写真5　腰を下ろしていくことにより相手の上体が起き上がってくる

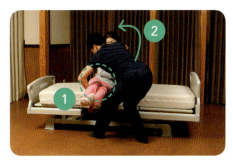
写真6　相手の起き上がりと同時に自分が半回転することで安定した座位となる

A7 たすきかけで抱える

- 相手の体幹に対して斜めに腕を掛けることにより、広い範囲に力が及び安定して抱えられるようになる。
- 頭が半円を描きながら起きてくるという、合理的な動きが同時に引き出せる。

☑ **原則1　手の平返しで抱える**……相手の肩を上げて空間をつくり、手の甲を上にして、腕を相手の背中に対角線状に差し入れる。抱える際に手の平を返す。

☑ **原則2　骨盤の位置は低く**……抱えた際には骨盤は高く、上体起こしのときに骨盤を下げていく。

☑ **原則3　相手と一体化する**……背中はしっかり抱え一体化するが、胸、腹、足は相手の動きをじゃましないように距離をとる。

Q8 ベッド上で大柄な方の上体を起こし、座位にするよい方法はありますか？

失敗例

　大柄な人だと、単純に上体を起こそうとしても、自分の腕の長さが足りないので、相手との一体化が難しく、結果として、無理に吊り上げる形になってしまいます（**写真1の①**）。また、力任せですと、腕が接している部分だけに力が集中して伝わり（**写真1の②**）、相手の身体にも負担をかけてしまいます。

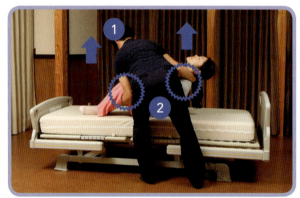

写真1　無理に吊り上げ、お互いの身体に負担がかかっている

成功例

　大柄な人の場合、いきなり起こそうとせずに、まず相手を横に向け、寝返りをさせます（**写真2**）。そして、相手の肩甲骨の下に自分の右膝をぴたりと当てます（**写真3**）。

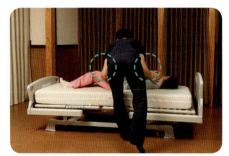

写真2　まずは相手を横に向ける

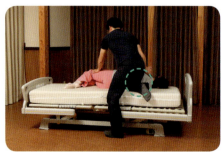

写真3　相手の肩甲骨の下に自分の右膝をぴたりと当てる

それから、相手の肩と肘を抱え、上半身を覆うように腹を近づけ、頭は下げ、腰は高く保ちます（写真4の①）。そして自分の左足を振り上げます（写真4の②）。
　ここで決して腕のみで起こそうとせずに、振り上げた左足を下ろし、そして腰を下ろすことにより（写真5の①）、自分の右膝が支点となりテコ運動によって、相手が自然と起き上がってきます（写真5の②）。

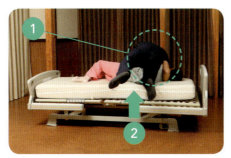

写真4　相手を抱え近づき、自分の左足を振り上げる

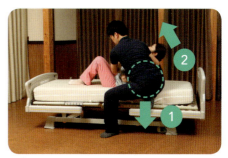

写真5　左足、腰を下ろす。それにテコ運動も加わり相手は自然と起き上がってくる

　起き上がってきたら、相手の膝裏に左腕を差し込みます（写真6の①）。そこから、臀部を軸として相手を回転させることにより（写真6の②）、相手、自分ともに負担なく座位にすることが可能です（写真7）。

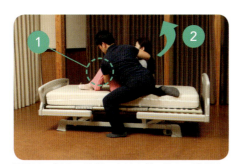

写真6　相手の膝裏に左腕を差し込む。臀部を軸として相手を回転させる

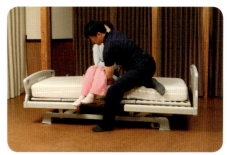

写真7　相手、自分ともに負担なく座位に

A8　テコの原理を活用しよう

- 膝をテコの支点にすることで、テコの原理が効き、楽に起こすことができる。
- 大柄な方だけでなく、関節が拘縮するなど、通常の起こしかたが困難な方にも活用できる。

☑　原則1　手の平返しで抱える……………相手の肩と肘をしっかり抱える。

☑　原則2　骨盤の位置は低く……………抱えた際は骨盤は高く、起こす際に骨盤を下げていく。

☑　原則3　相手と一体化する……………相手の背中に膝をぴたりと当て、腹から覆うようにする。

Q9 床での上方移動のよい方法を教えて下さい①
―― 肩甲骨を抱えて引く

失敗例

敷布団やマットレス上でおむつ交換や体位変換などを行っていると、相手の身体が徐々に下がってきてしまうことがあります。今回はそのときに使う技術です。

失敗の原因の1つは、Q4（p.44）のベッド上のときと同様、斜め上への引き上げです（**写真1の①**）。そして、2つ目は、床上であるため自分はしゃがむ必要があり、構えの時点でぐらついてしまうことです（**写真1の②**）。これは基礎編（p.13）で紹介した、自分の股関節が上手く使えていないことが原因です。

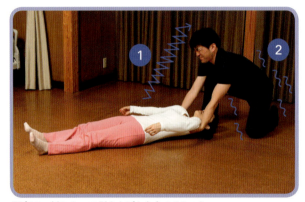

写真1 斜め上への引き上げと土台のぐらつき

成功例

相手の肩甲骨を手の平に乗せて包み込むように抱えます（**写真2の①、写真3**）。それによ

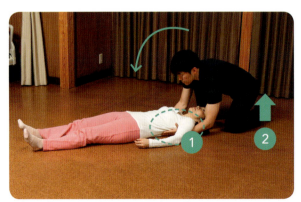

写真2 相手の肩甲骨に手の平を乗せて抱える

り、相手の体幹に直接力が伝わり、相手を引きやすくなります。そして股関節を開くことで自分の上体が前傾し、腰が上がってきます（**写真2の②**）。

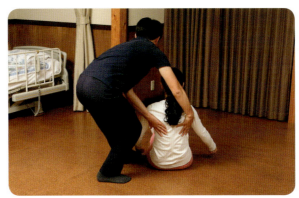

写真3　抱える位置はこのような感じ

そしてこの体勢から、床に着くまで腰を下ろし（**写真4の①**）、自分が後ろへ倒れていく力を利用して、相手を上方へ移動させます（**写真4の②**）。

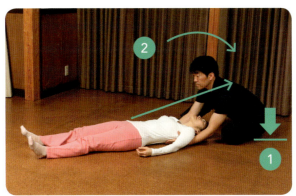

写真4　腰を下ろし自分が後ろへ倒れていく力を利用し相手を引き寄せる

A9　後方に倒れる力で引く

・床に座り込むように腰を下ろすと、倒れる力によって相手を引くことができる。
・床上では股関節が動かしにくいと、構えること自体が難しい。
・苦手な人は p.15 を参考に股関節の動きの引き出し方をトレーニングするとよい。

☑　**原則1　手の平返しで抱える**……背中と腕が連動していないと、相手に動作は伝わらない。
☑　**原則2　骨盤の位置は低く**……抱えたときの位置から、動かすときに骨盤を下げていく。
☑　**原則3　相手と一体化する**……密着はしていないが、適度なテンションがあり、一体化はされている。

Scene 1　ベッドおよび床での技術　055

Q10 床での上方移動のよい方法を教えて下さい②
―― 相手の上半身を抱えて移動させる

失敗例

一目見てわかるのが腕力だけで移動しようとしていることです。つまり、背中と腕が連動していない状態で自分だけが動いています。これでは、相手を吊り上げる動作になってしまい、目的である上方移動の力を大きくロスしています（**写真1**）。

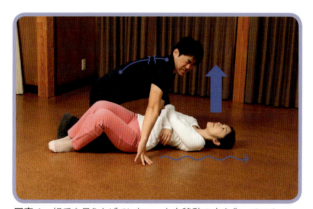

写真1 相手を吊り上げてしまい、上方移動の力を失っている

成功例

腕力に頼らないようにするため、手の平返しをしっかりと行い、背中と腕を連動させます（**写真2、3**）。

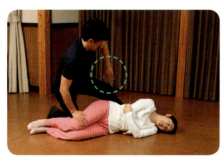

写真2 手の平返しの正確な実践①

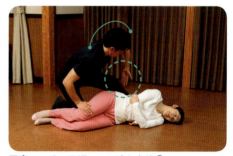

写真3 手の平返しの正確な実践②

背中と腕の連動を保ちながら、相手の腰をしっかり抱えます（**写真4の①**）。そして、相手の膝裏に自分の太腿を差し入れ一体化します（**写真4の②**）。

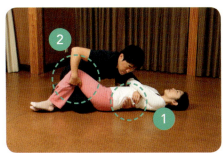

写真4　背中と腕を連動させ相手を抱え、膝裏に自分の太腿を差し入れる

　次に右腕を床につき、この状態から自分の身体を前傾させていきます（**写真5**）。背中と腕がきちんと連動していれば、前傾によって生まれる力はロスなく相手に伝わります（**写真6**）。

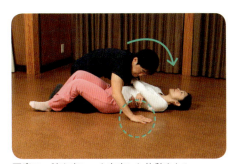

写真5　腕を床につき安定した体勢をとる

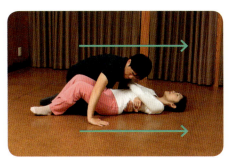

写真6　前傾による力が相手にロスなく伝わり前方へ移動できた

A10　背中と腕との連動を徹底する

- 背中と腕の連動により、技術は格段によくなる。
- 腕の力に頼り身体を痛める介助者は多い。

☑　**原則1　手の平返しで抱える**………背中と腕が連動していないと、相手に動作は伝わらない。

☑　**原則2　骨盤の位置は低く**…………股関節を開き常に低い位置を保つ。

☑　**原則3　相手と一体化する**…………相手の膝裏に太腿を差し入れ一体化する。

Scene 1　ベッドおよび床での技術

Q11 床での上体起こしのよい方法を教えて下さい①
―― 相手を起こしてそのまま後ろに回り込む

失敗例

相手と向かい合わせになって肩を持ち、単純に真上に起こそうとしても相手は簡単には起き上がってきません。また、起こしたとしても、床上では相手の体勢を保つことに苦労することになります（**写真1**）。

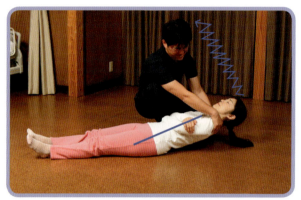

写真1 腕力での起き上がらせはNG。この状態から起こせたとしても相手は不安定な姿勢になる

成 功 例

Q7（p.51）のベッド上での上体起こしで活用した"斜めたすき掛けで抱える"をここでも使います。まず相手の肩を上げ、そこにできた空間に自分の腕を差し込みます（**写真2**）。それから手の平返しで背中と腕を連動させます（**写真3**）。

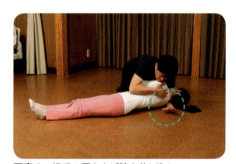

写真2 相手の肩を上げ腕を差し込む

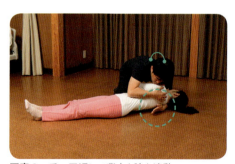

写真3 手の平返しで背中と腕を連動

そして、腕が相手の背中に斜めに掛かるようにして抱えます（**写真4、5**）。

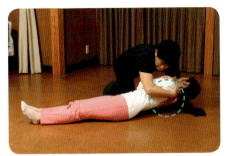
写真4 腕が背中に斜めに掛かる①

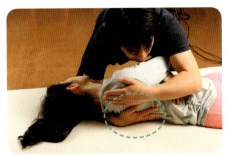
写真5 背中を斜めに抱える②

そこから、まず自分の骨盤を下げていきます（**写真6の①**）。すると、相手が起き上がってきます（**写真6の②**）。起き上がってくると同時に（**写真7の①**）自分の片膝を倒していきます（**写真7の②**）。最後に相手の後ろに回り込み、安定した状態となります（**写真8**）。

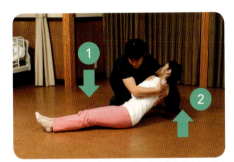
写真6 骨盤を下げていくと相手が起き上がってくる

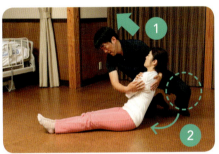
写真7 起き上がってくると同時に自分の片膝を倒していく

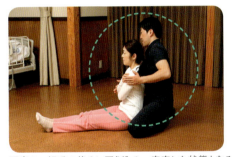
写真8 相手の後ろに回り込み、安定した状態となる

A11 片膝を倒し、回転する動きで起こす

・介助者が片膝を倒し回転する動作が、実は相手が起き上がる動作にぴたりと合う。

☑ **原則1 手の平返しで抱える**……相手の背中を、腕が斜めに掛かるように抱える。

☑ **原則2 骨盤の位置は低く**……最初は骨盤を高く、起こし始めるときに骨盤を下げていく。

☑ **原則3 相手と一体化する**……最初はしっかりと抱え一体化し、起き上がり動作のときはいったん離れる。最後は後ろに回り込み一体化する。

Scene 1　ベッドおよび床での技術

Q12 床での上体起こしのよい方法を教えて下さい②
──大柄な方をテコの原理を活用して起こす

失敗例

失敗の問題はQ11（p.58）と同じですが、相手がもし小柄な方であれば、力任せでも何とか起き上がらせることができたかもしれません。しかし、大柄な方の場合、この方法はなおさら通用しません（**写真1**）。

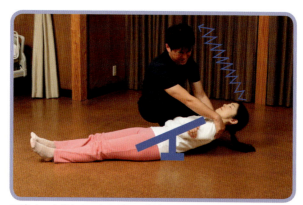

写真1 大柄な方であればこの方法ではなおさら無理

成功例

まず相手を横向きにし（**写真2の①**）、自分の左足の膝から太腿にかけての部分を、相手の背中に密着させます（**写真2の②**）。そこから自分の右足を後ろに引き（**写真3の①**）、手の平返しで相手の肩を抱えます（**写真3の②**）。

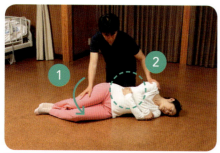

写真2 左足の膝から太腿の部分を相手の背中に密着させる

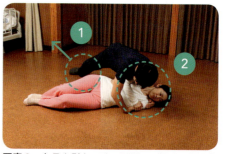

写真3 右足を引き、手の平返しで相手の肩を抱える

次に右足を振り上げます（**写真4、5**）。

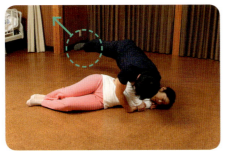

写真4 左足を密着させたまま、右足を振り上げる

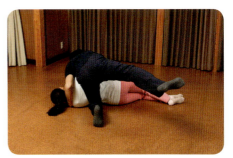

写真5 後ろから見たとき

続いて振り上げた右足を下ろします。すると、下ろした右足が力点（**写真6の①**）、左足の膝が支点（**写真6の②**）、相手の肩を抱えた左腕が作用点（**写真6の③**）となり、相手が楽に起き上がってきます（**写真7**）。

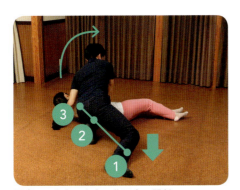

写真6 力点、支点、作用点の関係

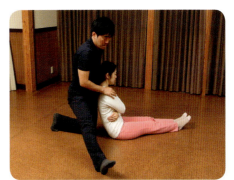

写真7 テコの原理を使った起き上がらせが完了

A12 テコの原理を活用する

- 相手に密着させた左膝が支点で、力点は振り上げた右足である。その右足を下ろすことにより、相手の肩を抱えている左腕が作用点となり上に向かって力が生まれ、相手が起き上がってくる。

  ☑ **原則1 手の平返しで抱える**……相手の肩と肘をあまりがっちりと抱えない。抱えすぎると、次の動作が止まってしまう。

  ☑ **原則2 骨盤の位置は低く**……テコの原理を使うため最初は骨盤を高くして、足を下ろすタイミングで骨盤も下げていく。

  ☑ **原則3 相手と一体化する**……抱えるときは近づき、起き上がる動作のときは距離をとる。最後は後ろに回り込み一体化する。

Scene 1　ベッドおよび床での技術　061

Q13 床からの立ち上がらせでよい方法を教えて下さい①
―― ある程度脚力を引き出せる方の場合

いすやベッドからに比べ、床からの立ち上がらせは、介助者の動作は上下に大きくなるので、股関節の曲げ伸ばしが不可欠です。要介助者が、床上に座っていた状態から疲れてしまい立てなくなる、ベッドからのずり落ち、転倒などで立ち上がりが必要な場合など、力任せでなく、相手の動きを引き出す介助が求められます。

失敗例

自分の腕を組んで相手の腋の下を抱えて上半身の力だけで吊り上げています（**写真1**）。つい行いがちですが、相手の動きを引き出すという視点が欠けています。

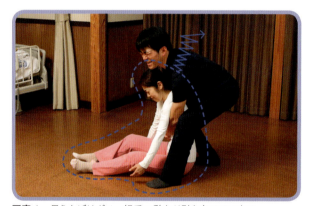

写真1 吊り上げはダメ。相手の動きが引き出せていない

成功例

床からの立ち上がらせを1人で行うのは困難なことが多いです。ですが、相手の動きを引き出すように介助すれば、困難は軽減します。まず、相手の片膝を立てます（**写真2**）。

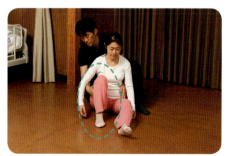

写真2 相手の片膝を立てる

次に相手の腹に自分の両腕を回し（**写真3**）、立てている膝の太腿を手の平返しでしっかり抱えます（**写真4**）。これにより、立っている膝が横に倒れたり、前方に滑り伸びてしまうことを防止できます。

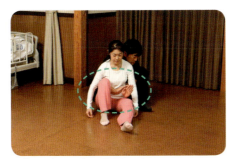
写真3　相手の腹に両腕を回す

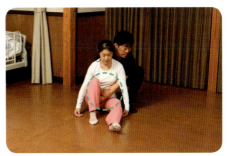
写真4　手の平返しで相手の太腿を抱える

　ここから、立てている足の膝とつま先が重なるように相手を前方へ誘導すると、足裏に体重が乗り立ち上がりが可能になります（**写真5、6**）。

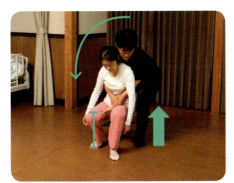
写真5　相手の膝とつま先が重なるように前方に誘導する

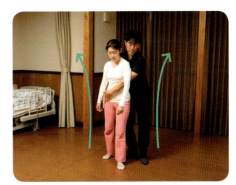
写真6　足裏に体重が乗り立ち上がる

A13

相手の膝とつま先が重なるように誘導

- 膝とつま先が重なると、足裏に体重が乗り体勢が安定してくるため、立ち上がりやすくなる。

　☑　**原則1　手の平返しで抱える**……相手の腹に両腕を回してから、太腿をしっかり抱える。

　☑　**原則2　骨盤の位置は低く**………床上でもなるべく骨盤は低く保つことで、相手の動きを引き出しやすくする。

　☑　**原則3　相手と一体化する**………抱えるときは一体化し、立ち上がってきたら、太腿を抱えていた手を離し距離をとる。

Scene 1　ベッドおよび床での技術　063

床からの立ち上がらせで よい方法を教えて下さい②
――膝が拘縮してしまい、曲がりにくくなっている方の場合

失敗例

相手の膝が曲がりにくい、拘縮しているなどの場合、脚力を引き出し、立ち上がらせることは困難になります。そこで、力任せに持ち上げようとして、介助者は腰を痛めやすくなり、また相手の肋骨を引き絞り、痛めてしまうことにもつながります（**写真1**）。

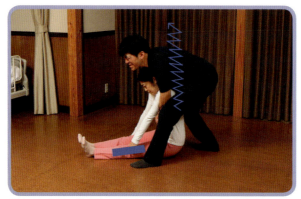

写真1 相手の膝が曲がりにくい場合、吊り上げてしまいがちに

成功例

まず、自分の股関節をしっかりと曲げ、腰を十分に下ろし、手の平返しで相手の骨盤近くを抱えます（**写真2**）。

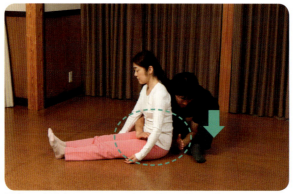

写真2 腰を十分に下ろし、手の平返しで相手を抱える

次に、自分の背中と腕が連動した状態で、相手の背中と自分の胸を密着させ一体化します（**写真3**）。そこから、相手の上半身を少し横に倒していくと、臀部の片方（この場合左臀部）が上がります（**写真4の①**）。これは、私たちがいすから立ち上がるとき前傾し、臀部を上げてくる動作と同じです。つまり、一番重いところを動かせば、次の動作もしやすくなるということです。またこの状態では、相手の右足の踵に最も重心が乗っています（**写真4の②**）。

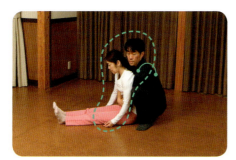
写真3　相手とよい接触ができている状態

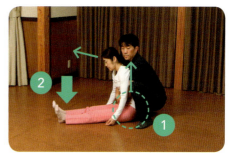
写真4　相手の臀部の片方（この場合左臀部）を上げる

　この状態から相手の右足の踵を支点にして、前方に移動していきます（**写真5**）。すると相手の腰の重さをあまり感じることなく、相手も自分も立ち上がれます（**写真6**）。

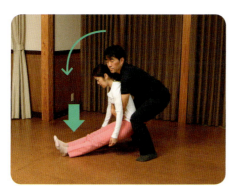
写真5　相手の右足の踵を支点にして前方に移動

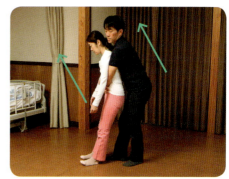
写真6　腰の重さをあまり感じることなく立ち上がる

A14 臀部を上げて、前方移動で立ち上がらせる

- 相手の上半身を横に倒すと、臀部が上がり動かしやすくなる。
- 相手の踵に重心が乗り、そこを支点に前方移動していくと、負担なく立ち上げが可能。

☑ 原則1　手の平返しで抱える……肋骨を抱えると、痛めやすい。骨盤の近くを抱える。
☑ 原則2　骨盤の位置は低く………しゃがんだときの相手との骨盤の位置関係を保ちながら動く。
☑ 原則3　相手と一体化する………相手と自分の骨盤を離さない。

Q15 床からの立ち上がらせでよい方法を教えて下さい③
—— 介助者が後ろへ倒れこむ力を利用

失敗例

　力を使い立ち上がらせるときに、工夫の1つとして、斜め後ろ方向に引き上げようとする介助者がいます。狙いはわるくないと思います。ですが、骨盤の位置は高く、腕力で抱え一体化もされていない状態です。つまり3原則が使われていません（**写真1**）。

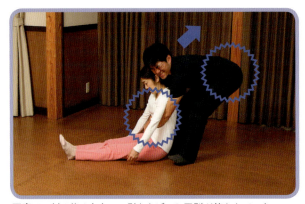

写真1　斜め後ろ方向への引き上げ。3原則が使われていない

成功例

　まず、自分の股関節をしっかりと曲げ、腰を十分に下ろし、手の平返しで相手の腹を抱えます（**写真2**）。そして、自分の背中と腕が連動した状態で、相手の背中と自分の胸を密着させ一体化します（**写真3**）。

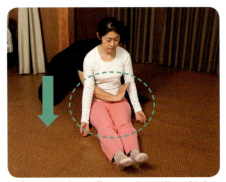

写真2　腰を十分に落とし、手の平返しで相手の腹を抱える

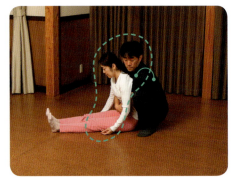

写真3　相手とよい接触ができている状態

そこから上半身を接触させた状態で自分の腰を上げながら（**写真**4）、相手との一体化を保ったまま斜め後ろへ倒れていきます（**写真**5）。

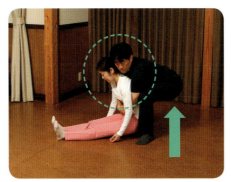
写真4　上半身の接触は保ったまま腰を上げる

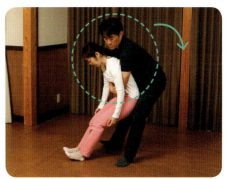
写真5　相手との一体化を保ち、斜め後ろへ倒れていく

そうすると、相手は自分に引き寄せられるように立ち上がってきます（**写真**6）。

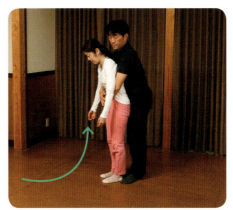
写真6　相手の重さをあまり感じることなく立ち上がる

A15

一体化を保ちながら、斜め後ろへ倒れる力を立ち上がりに活用

・相手と自分がしっかり一体化して、バランスを保ちながら斜め後ろ方向に倒れると、力まずに立ち上がりが可能になる。

- ☑ **原則1　手の平返しで抱える**……相手の腹をしっかり抱える。背中と腕が連動していないと、相手に動作は伝わらない。
- ☑ **原則2　骨盤の位置は低く**……相手を抱えるとき、十分に骨盤を低くしてから抱える。
- ☑ **原則3　相手と一体化する**……相手の背中と自分の胸の接触は崩さない。

Q16 床からの立ち上がらせでよい方法を教えて下さい④
―― 相手の肘を組ませてから立ち上げを行う

失敗例

　上への吊り上げになっていますが（写真1）、今回は相手の腋の下を抱えるのではなく、相手に両腕を組んでもらい、その腕をしっかり握っています（写真2）。つい行いがちな方法ですが、これは筋力が強い方のやり方です。

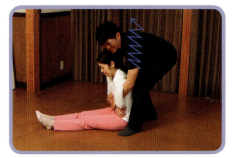

写真1　やはり上への吊り上げになっている

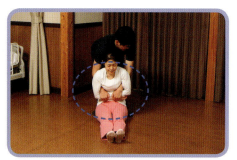

写真2　相手の腕をしっかり握っている

成功例

　相手を強く握ってしまうと、どうしても自分の身体全体が力み、無意識に力で持ち上げてしまいます。そこで、自分の手は組んでもらった相手の腕に被せるだけにしてみます（写真3、4）。

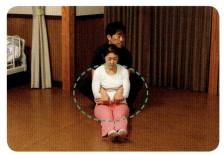

写真3　相手に両腕を組んでもらう

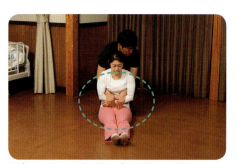

写真4　相手の腕を握らず手は被せるだけ

そこから、手は被せただけのまま（**写真5の①**）、斜め後ろに倒れていく力で相手を引き上げていきます（**写真5の②**）。それと同時に相手の骨盤を自分の手で押します（**写真6**）。

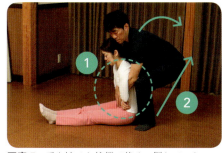
写真5　手を被せた状態で後ろへ倒れていく

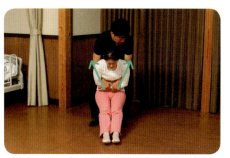
写真6　倒れていきながら相手の骨盤を手で押す

自分の背中と腕がきちんと連動していれば、手は被さっているだけでも、自分が倒れていく力は相手に上手く伝わり、相手は立ち上がってきます（**写真7**）。

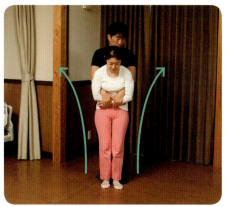
写真7　自分の背中と腕が連動していれば力は自然に相手に伝わる

A16

腕は握らず、被せるだけ

・腕を強く握ると、垂直方向に腕力で吊り上げがちになる。
・一方、手を被せるだけにすると、吊り上げは不可能となり、斜め後ろ方向の力を引き出す動作に自ずと絞られる。

☑ **原則1　手の平返しで抱える**………背中と腕が連動していないと、相手に動作は伝わらない。
☑ **原則2　骨盤の位置は低く**…………相手を抱えるとき、十分に骨盤を低くしてから抱える。
☑ **原則3　相手と一体化する**…………抱えるときは一体化しているが、動いているときは、相手の動きをじゃましないように離れる。

Q17 要介助者を床から抱えて立ち上がるよい方法を教えて下さい

　要介護度が高い方の抱え上げは、チームでの介助（p.92）や介護リフトの使用が基本です。しかし、在宅介護の現場、また介護施設や病院でも、時間帯によってはチームでの介助ができない場合もあります。そして、福祉機器がないという現場も少なくありません。
　ここでは、合理的な動作に基づいた「技術」としての抱え上げを紹介します。

失敗例

　相手の首と膝裏を持っての吊り上げになっていて、相手の腰は残ったまま地面から離れていません。相手の首と膝に負荷が集中し、苦しい状態です。また、介助者にとっても、腰や肩、肘などに強い負担がかかっています（**写真1**）。

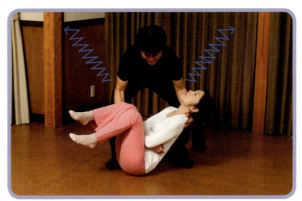

写真1　首と膝裏を持っての吊り上げ状態。双方ともに苦しい状態

成功例① ：横抱えバージョン

3原則およびそこから生まれる技術を組み合わせて実施します。まず、相手を横向きに

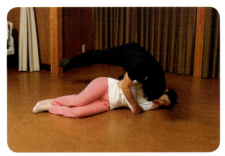

写真2　膝の密着と手の平返しからの足の振り上げ

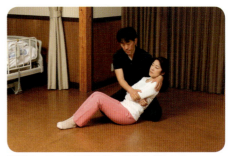

写真3　テコの原理を使い起き上がらせる

し、膝を密着させ手の平返しで抱え、足を振り上げます（**写真2**）。そこから、テコの原理を使って相手を起き上がらせます（**写真3**）。詳しくはQ12（p.60）で復習してください。

　ここから相手の全身を抱え自分が立ち上がります。まず、相手の膝裏を手の平返しで抱えます（**写真4**）。そしていったん自分が後ろに倒れることにより、相手の臀部が上がり、自分の太腿の上に乗ってきます（**写真5**）。

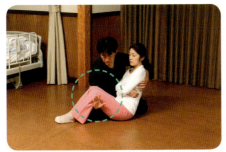

写真4　膝裏を手の平返しで抱える

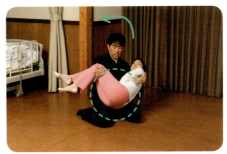

写真5　後傾により相手の臀部が上がり太腿の上に乗ってくる

　ここから一気に立ち上がるのは非常に危険です。そこでまず、前傾しながら片膝を外に向け立てます（**写真6の①**）。すると膝の上に相手が乗ってきます。そこから上体を反対に振りながら（**写真6の②**）、床についている膝も立て、完全に立ち上がります（**写真7**）。

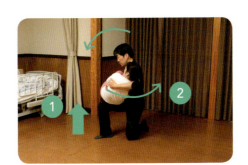

写真6　前傾しながら片膝を立てる

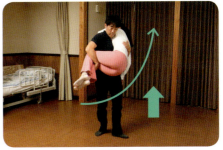

写真7　上体を反対に振り立ち上がる

A17-1　前傾しながら片膝を外に向けて立つ

- 前傾することで、臀部が上がり、動きやすくなる。
- そこから、膝を外に向けることで股関節が開き、太腿の裏、内、前の筋肉が使われ、立ち上がりが楽になる。

☑　**原則1　手の平返しで抱える**……背中と腕が連動していないと、相手を抱え立ち上がる力は得られない。

☑　**原則2　骨盤の位置は低く**……相手を膝の上に乗せたときに、骨盤は相手よりも低くなる。

☑　**原則3　相手と一体化する**……介助者以外の支えがないため、最初から最後まで相手と離れず、一体化を保つ。

成功例②：完全一体化バージョン

　相手の上体を起こし膝裏を抱えるところまでは、成功例1と同じです（**写真4**）。ここから、相手と完全に一体化していきます。まず、相手の臀部を床に着けたまま、自分の片腿に相手を乗せます（**写真8**）。そして、相手の腋の下に自分の上半身を入れ、太腿をしっかり抱えます（**写真9**）。

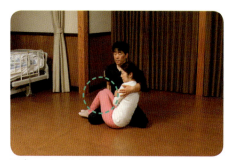
写真8　相手を片腿に乗せる

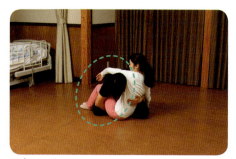
写真9　腋の下に上半身を入れ太腿を抱える

　この状態から自分が後ろに倒れ込むことにより、相手が自分の腿の上に乗ってくるので（**写真10**）、その後は成功例1と同じように立ち上がっていきます（**写真11**）。

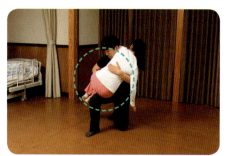
写真10　相手が太腿の上に乗ってくる

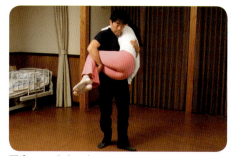
写真11　完全に立ち上がる

A17-2

より一体化をしたほうが立ち上がりは楽になる

・腕を介助者の首にかけてもらうことにより、一体化の度合いが増す。

- ☑ **原則1　手の平返しで抱える**………背中と腕が連動していないと、相手を抱え一体化できない。
- ☑ **原則2　骨盤の位置は低く**…………相手を膝の上に乗せたときに、骨盤は相手よりも低くなる。
- ☑ **原則3　相手と一体化する**…………介助者以外の支えがないため、最初から最後まで相手と離れず、一体化を保つ。

Scene 2
床・車いす・ベッド間の移乗

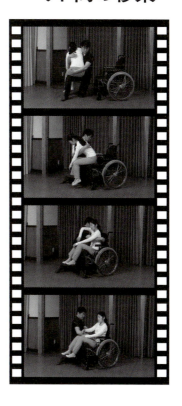

Q18 車いすから肘掛けを離さず立ち上がってくれない方へのよい対応はありますか？

失敗例

　無理に引き離そうとすると相手はますます抵抗し、肘掛けを離さなくなります。そして介助者の骨盤の位置が高く、相手を吊り上げようとしています（**写真1**）。このような移乗を日常的に経験することで、やがて、移乗を拒むようになってきます。また、骨盤の位置が高いと、相手を見下ろす形になり、心理的に圧迫を与えてしまいます。

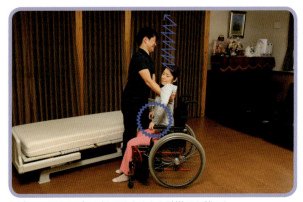

写真1　吊り上げると相手はますます肘掛けを離さない

成功例

　最初から低い姿勢（視線は平行もしくは低く）で相手に近づきます（**写真2**）。そして、相手の前で完全にしゃがんだ状態になります（**写真3**）。この状態だと相手は介助者の全身を見ることができ、心理的にも落ち着きます。

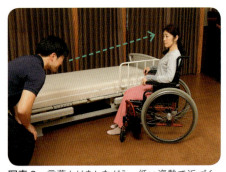

写真2　言葉かけをしながら、低い姿勢で近づく

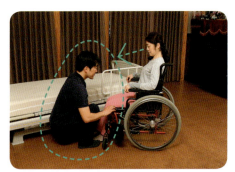

写真3　相手の前にしゃがんだ状態になる

相手が落ち着いていることを確認し、ベッドに移動することを伝えたうえで、腕を自分の背中へ誘導します（**写真4**）。相手の両腕を自分の背中に乗せてもらい（**写真5の①**）、次に手の平返しで相手の腰をしっかり抱えます（**写真5の②**）。このとき、自分の左腕は相手の両膝の裏をしっかり抱えています。

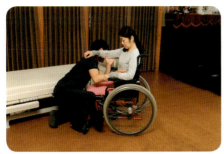
写真4　肘掛けから手を離し、腕を背中へ誘導

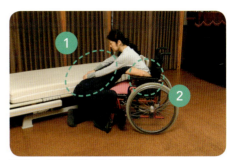
写真5　腰と両膝の裏を抱える

そこから自分の骨盤を下ろしていきます（**写真6の①**）。すると相手は前傾し、腰が車いすから上がってきます（**写真6の②**）。腰が上がったら回転し、ベッドへと移乗します（**写真7**）。

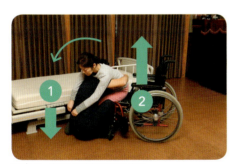
写真6　相手の前傾を引き出す

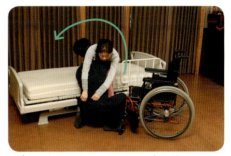
写真7　相手の腰が上がったら回転し移乗

A18
とにかく骨盤の位置を低くして対応する

- 介助者が骨盤の位置を低く保つことで、相手の上半身の前傾が引き出しやすくなる。
- 骨盤を低くすると、覆い被さられるような恐怖心を相手に与えずに済む。

☑ **原則1　手の平返しで抱える**………相手の両腕を背中に乗せた状態で、腰と両膝の裏をしっかり抱える。

☑ **原則2　骨盤の位置は低く**…………常に相手より低く保つことで、相手の動きを引き出し、心理的な圧迫も軽減できる。

☑ **原則3　相手と一体化する**…………自分の背中を「台」として使ってもらい一体化する。

Scene 2　床・車いす・ベッド間の移乗

Q19 円背で背中が丸まっている方を車いすからベッドへ移乗するよい対応はありますか？

失敗例

　円背の方に対し、通常の介助技術をあてはめ、背筋を無理に伸ばし、介助者の肩に腕をかけさせようとすることが少なからずあります。しかし、それは相手にかなりの苦痛を与えます。そして、前傾して腰を上げるどころではなく、かえって臀部は車いすに残ったままとなり、立ち上がりがとても困難な状態になってしまいます（**写真1**）。

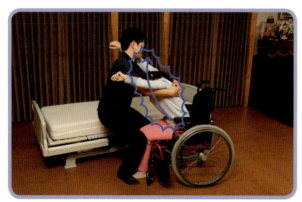

写真1　円背を無理に伸ばそうとする介助は間違い

成功例

　失敗例では円背を無理に伸ばそうとしていました。円背は不利な状態だと思いがちですが、発想を変えれば、前傾して腰が上がってくる姿勢をすでにとっていると考えられます。その延長線で移乗技術を行えればよいのです。

　相手の背中は伸ばさず、自分の腰に手を回してもらいます（**写真2**）。そして両腕で相手の骨盤のあたりを抱えます（**写真3**）。

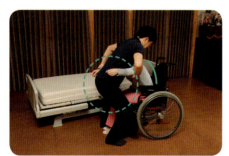

写真2　円背のまま自分の腰に手を回してもらう

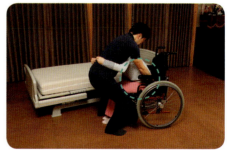

写真3　相手の骨盤のあたりを抱える

この状態で、上に持ち上げるのではなく、自分の腰を下ろしながら相手をさらに前傾させていくと、腰が上がってきます（**写真4**）。このとき介助者は腰を落としつつ、相手とのバランスを保つようにします。

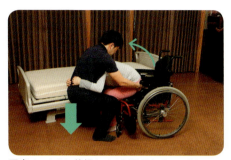
写真4　さらに前傾させると腰が上がってくる

　腰が上がったら、相手の両足を軸にゆっくりと回転させてベッドに座らせます（**写真5、6**）。

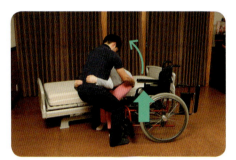
写真5　相手の両足を軸にして回転

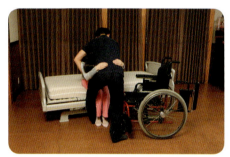
写真6　ベッドに安定して座らせる

A19　円背は前傾を引き出しやすい姿勢と考える

- 円背を伸ばすと、かえって臀部は座面から離れにくく、腰が残って立ち上がれない状態になる。そこで、円背の状態をよく見ると、すでに上体が前傾している体勢であることに気づく。その有利な体勢を活かす。

- ☑ **原則1　手の平返しで抱える**……相手の骨盤を両腕でしっかり抱える。
- ☑ **原則2　骨盤の位置は低く**……骨盤を低くしていくことで相手がより前傾し、臀部が楽に上がってくる。
- ☑ **原則3　相手と一体化する**……相手の臀部と介助者の臀部のバランスがとれてくると、一体化し、足を軸にした回転の動作が楽になる。

床にずり落ちた方を
車いすに移乗するには
どうすればよいですか？

失敗例

　自分で動きにくく、介護度が高い方が車いすから床にずり落ち、そこから戻すことは、かなり大変な状況です。ベッドから車いすの移乗は水平移動だけですみますが、床から車いすへの移乗は、上下移動も必要です（写真1）。そこで、力任せに引き上げようとすると、お互いの身体を痛めることにもつながります。

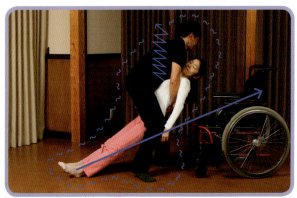

写真1　床から車いすの移乗は水平と上下移動が必要

成功例

　相手を抱えて自分としっかり一体化して移乗させる技術です。まず相手の両膝を立て自分の太腿を差し入れます（写真2）。そこから手の平返しで相手の背中と腰をしっかり抱えます（写真3）。

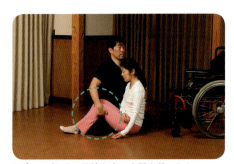

写真2　相手の両膝を立て太腿を差し入れる

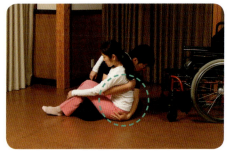

写真3　相手の背中と腰を抱え、隙間なく近づき一体化する

次に相手を前傾させ、腰が上がったタイミングで自分の両膝を閉じ、相手を正座の上に乗せます（**写真4**）。そこからさらに相手を前傾させ腰が上がるタイミングで片膝を立てた体勢になります。このとき、相手の腰の位置と車いすの座面は水平です（**写真5**）。

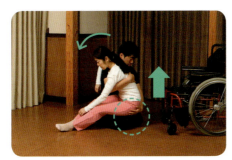

写真4　相手を正座の上に乗せる

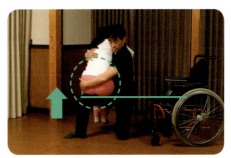

写真5　さらに腰が上がるタイミングで片膝を立てた体勢に

そこから、立てている膝を垂直に保ちながら、つま先を左右に振るようにすると（**写真6の①**）、回転しながら楽に車いすに近づくことができます（**写真6の②**）。自分が近づくと同時に車いすを引き寄せ、移乗させます（**写真7**）。

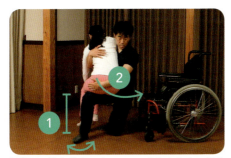

写真6　膝を垂直に立てて、つま先を左右に振りながら回転し車いすに近づく

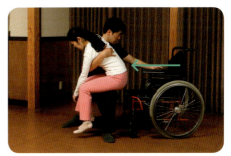

写真7　同時に車いすを引き寄せ移乗させる

A20

相手を片膝の上に乗せ、車いすの座面と水平になる

・床と車いすの座面の高低差を、相手を片膝に乗せることで解消する。
・この技術を行うためには、股関節全体の正確な動作が必須となる。十分に練習してから行うことを推奨。

☑ **原則1　手の平返しで抱える**……しっかりと相手の背中と腰を抱える。

☑ **原則2　骨盤の位置は低く**……片膝立ちになると相手よりも介助者の骨盤は低くなり、動きやすくなる。

☑ **原則3　相手と一体化する**……介護度が高い方の場合、骨盤と骨盤がしっかりと近づくことで、お互いの重心が重なり、より一体化できる。

Scene 2　床・車いす・ベッド間の移乗

Q21 車いすから床に降ろすよい方法はありますか？

失敗例

畳やマット上で生活やリハビリテーションを行っている方の介助で、車いすから床に降ろすことが難しいとよく耳にします。下半身をずらし、そこからいったん上に吊り上げ床に降ろすことが比較的多いようですが、それはかなり力に頼った方法です（**写真1、2**）。

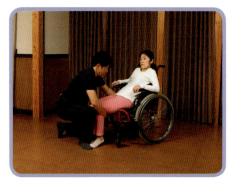

写真1 下半身をずらす

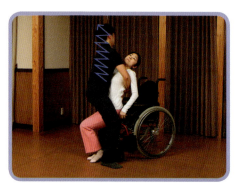

写真2 吊り上げてから降ろそうとしている

成功例

まず相手の骨盤と片膝を抱え、左右に振りながら下半身を少し前にもってきます（**写真3**）。そして相手の膝裏に自分の片足を差し込みます（**写真4**）。

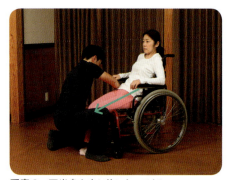

写真3 下半身を少し前にもってくる

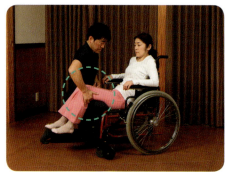

写真4 膝裏に自分の片足を差し込む

次に手の平返しで相手の上半身（右手は背中、左手は腰のあたり）をしっかり抱えます。抱えることができたら、相手を前傾させ（**写真5の①**）、腰が上がるタイミングで自分の膝の

上に完全に乗せます（**写真5の②**）。そして、膝の垂直を保ちながら、つま先を左右に振っていくと（**写真6の①**）、座面から相手を離すことができます（**写真6の②**）。

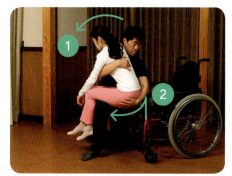

写真5　相手を前傾させて膝の上に乗せる

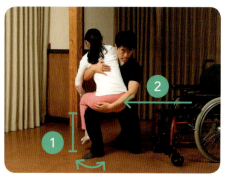

写真6　つま先を左右に振りながら座面から相手を離す

　ここから、ズドンと降ろしてしまわないよう、相手との一体化を保ちながら、相手を乗せている膝を倒していきます（**写真7**）。すると、自分の正座の間に相手の臀部が接地します（**写真8**）。

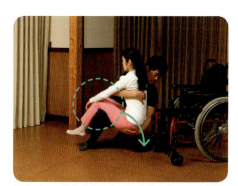

写真7　一体化を保ちながら片膝を倒していく

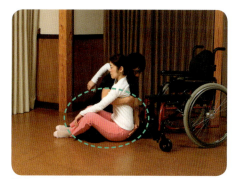

写真8　自分、相手ともに接地する

A21

相手と一体化し膝を倒していく動きで床に移動

・膝を倒していく動きにより、ソフトに接地することが可能になる。
・股関節の動作がしっかり引き出されないと実施できない技術。事前練習を行ったうえで実践を。

☑　**原則1　手の平返しで抱える**……しっかりと相手の背中と腰を抱え、自分の片膝に相手を乗せる。
☑　**原則2　骨盤の位置は低く**……相手を片膝に乗せると自分の骨盤は低くなり、動きやすくなる。
☑　**原則3　相手と一体化する**……相手と密着しているので、片膝の上に乗せ、そこから接地する動作がスムーズに行える。

Q22 片麻痺で、かつ健側の筋力が不足している方を車いすからベッドへ移乗するよい方法を教えて下さい。

失敗例

麻痺や筋力不足で相手の動きが出にくい状況では、力に頼ってしまいがちです。それでは、相手に大きな苦痛を与え、自分の身体も痛めてしまいます（**写真1**）。漠然とした慣れでの介助を見直し、ポイントを押さえた技術に進化させていきます。

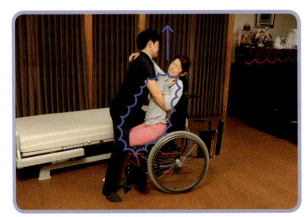

写真1 動きにくい相手を無理に動かそうとしている

成功例

まず、麻痺していないほうの手（健側、この場合右手）を自分の背中の上に置いてもらいます（**写真2**）。そして、相手の腰を支えるように抱え、健側の膝に手を当てます（**写真3**）。麻痺側を力んで抱えると、ますます相手の動きを制限してしまいます。

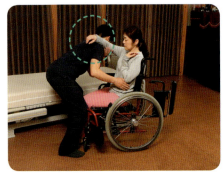

写真2 動くほうの手を背中の上に置いてもらう

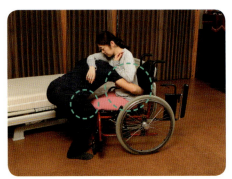

写真3 相手の腰を支え、健側の膝に手を当てる

そこから自分の骨盤を下ろしながら（**写真4の①**）、相手の健側に向かって（**写真4の②**）、前傾を引き出します（**写真4の③**）。そうすると相手の臀部が上がってきます。
　臀部が上がってきたら、相手の健側の膝を押します（**写真5**）。これは脚力が不足し、膝が伸びにくい状態を補助するためです。

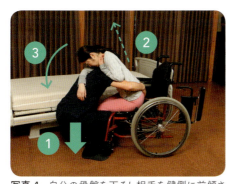
写真4　自分の骨盤を下ろし相手を健側に前傾させる

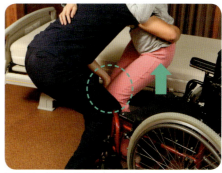
写真5　相手の健側の膝を押す

そして、健側の足を軸に相手を回転させ（**写真6**）、ベッドへ座らせます（**写真7**）。

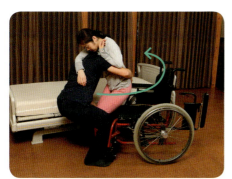
写真6　健側の足を軸に回転させる

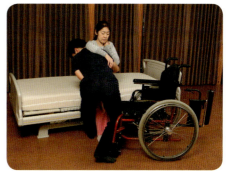
写真7　ベッドへ無事に移乗

A22　健側に前傾させると相手は立ちやすくなる

- 片麻痺の方の場合、漠然と前傾させても立ち上がりがしにくい。健側（動くほう）に向かって前傾を引き出すようにすると、下半身の支持も安定し、立ち上がりやすくなる。その際、膝に手を当て補助するとよい。

　☑　**原則1　手の平返しで抱える**……支える程度にして相手の動きを引き出す。

　☑　**原則2　骨盤の位置は低く**……骨盤の位置を低くすることにより、相手の前傾が引き出され、立ち上がりやすくなる。

　☑　**原則3　相手と一体化する**……麻痺のある方の場合、近すぎると動きが出にくくなる。ある程度距離を保ち、動作のバランスをとる。両者のバランスがとれていることが、一体化である。

Scene 2　床・車いす・ベッド間の移乗

Q23 膝、股関節が拘縮し、つま先が尖足状態で接地できない方を車いすからベッドへ移乗するよい方法はありますか？

失敗例

　膝、股関節が拘縮、尖足状態で接地できないという状態の方に対しては、身体全体を持ち上げるような介助を行いがちです。そうすると、相手の脇の下、肋骨に強い負担がかかり、痛めやすくなります（**写真1**）。その結果として、移乗を拒まれることになりがちです。

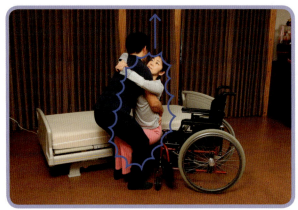

写真1　相手の身体全体を持ち上げようとしている

成功例

　まず、相手の下半身を少し前へもってきます（**写真2**）。次に自分はベッドに座り、相手の両膝の裏に自分の片足を差し込みます（**写真3**）。このとき、車いすの座面とベッドの高さが水平になっているのがベストです。

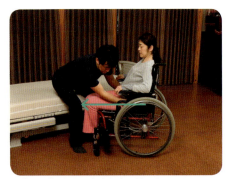

写真2　相手の下半身を少し前へもってくる

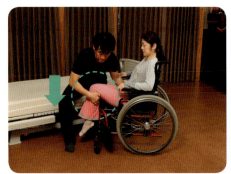

写真3　ベッドに座り相手の両膝の裏に片足を差し入れる

そして、手の平返しで相手の背中と腰をしっかり抱え、自分がやや後ろへ倒れながら相手をゆっくりと前傾させます（**写真4**）。相手の臀部が上がったタイミングで半回転させ、ベッドに移乗します（**写真5**）。

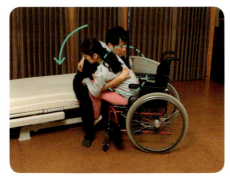

写真4 やや後ろへ倒れながら相手をゆっくり前傾させる

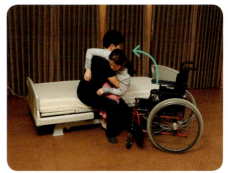

写真5 半回転させベッドに移乗

相手の上半身を起こし（**写真6**）、自分の足を抜いて移乗が終了です（**写真7**）。

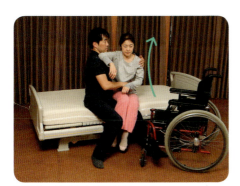

写真6 相手の上半身を起こす

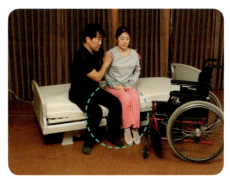

写真7 足を抜いて移乗が終了

A23

ベッドに座り相手を太腿に乗せ吊り上げずに介助する

- 自分がベッドに座り相手を太腿に乗せてしまえば、吊り上げずに移動が可能。

☑ **原則1 手の平返しで抱える**………相手の背中と腰をしっかりと抱える。

☑ **原則2 骨盤の位置は低く**…………相手が自分の太腿の上に乗ると、自分の骨盤位置は低くなり、相手の動きを引き出しやすくなる。

☑ **原則3 相手と一体化する**…………太腿の上に相手が乗ることで、つま先が地面と離れる。しかも、ベッドに座って抱えているため、楽に一体化できる。

Scene 2　床・車いす・ベッド間の移乗

Q24 両膝がつっぱり曲がりにくい方を車いすからベッドへ移乗するよい方法はありますか？

失敗例

両膝がつっぱり曲がりにくい方の場合、いつもの介助のようには上半身の前傾が引き出せず、臀部は上がりにくいです。無理に立たせようとしても、そのまま床を滑ってしまい、結果、ベッドへ移動する前に床へ落ちそうになるなど、かなり苦戦をします（写真1）。

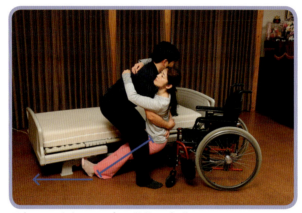

写真1 下半身がつっぱった状態でずり落ちそうになっている

成功例

両腕を自分の背中の上に置いてもらい、自分の右手（ベッドから遠いほう）で相手の腰を抱え（写真2の①）、左手で相手の右太腿（ベッドに近いほう）を支えます（写真2の②）。そこから、自分の骨盤を下ろし、相手の上半身をベッド側に向かって傾けていきます（写真3の①）。前傾しにくい相手でも、横に傾けていくことで腰は上がってきます（写真3の②）。

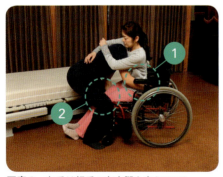 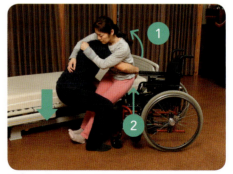

写真2 左手は相手の右太腿を支えている

写真3 相手をベッド側に傾けていくと腰が上がってくる

自分の左手で添えている相手の右足を軸にして回転させます（**写真4、5**）。これは、相手の足がつっぱったまま曲がらないということを有利にとらえ活用した技術です。

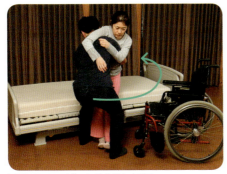
写真4　つっぱった足を軸に回転

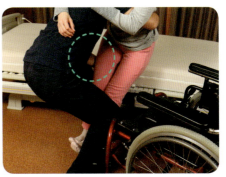
写真5　相手の右足を左手で支え回転

　そして相手をベッドに座らせて移乗は終了です（**写真6、7**）。

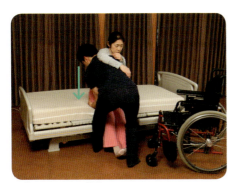
写真6　ベッドに着地

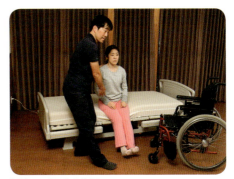
写真7　移乗が終了

A24　前傾ができなくても、横に傾ければ腰は上がる

- 足がつっぱった方の場合、上半身の前傾が出にくい。しかし、上半身を横に傾けると腰は上がってくる。

  - ☑ 原則1　手の平返しで抱える……腰と太腿を抱えることで、全身に動きが反映される。
  - ☑ 原則2　骨盤の位置は低く……骨盤を下ろしていくことで相手の腰を上げやすくなる。
  - ☑ 原則3　相手と一体化する……あえて完全に密着しない。離れていてもお互いのバランスが保たれているので、一体化はできている。

Scene 3
チームで介助を行う

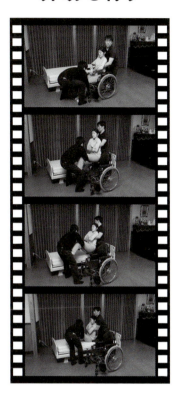

Q25 床に座っている片麻痺の方を2人で立ち上がらせるよい方法を教えて下さい。

失敗例

畳や床に座っている片麻痺の方を立ち上がらせるのも、2人で行えば楽なように思えます。ですが、2人で行っても動きの引き出し方を間違えると、立ち上がらせは困難です。このように上へ吊り上げようとするのであれば、2人がかりでも上手くいきません（**写真1**）。

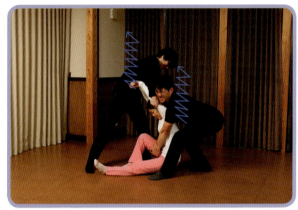

写真1 2人とも動きの引き出し方が間違っている

成功例

まず、麻痺のない健側の足を立て（この場合右足）、後ろの介助者は手の平返しで相手の腰をしっかり抱え、上半身を密着させ一体化します（**写真2**）。また、前の介助者は相手の肘のあたりを軽く持ちます（**写真3**）。

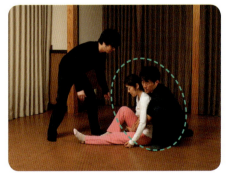

写真2 後ろの人は手の平返しで抱える。上半身は相手と密着

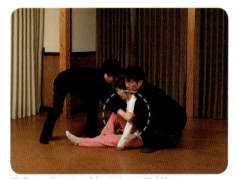

写真3 前の人は肘のあたりを軽く持つ

ここから、後ろの介助者は健側の立てた膝側に向け（**写真4の①**）、相手を前傾させていきます（**写真4の②**）。前の介助者は相手を無理に引こうとせず、バランスをとることを重視します（**写真5**）。

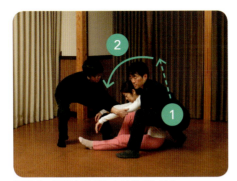

写真4　相手を健側に向け前傾させる

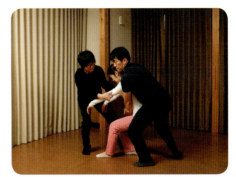

写真5　バランスをとりながら立ち上げる

相手の足裏に体重が乗ってくると、自らの脚力で立ち上がってきます。相手を前後で支えているため、バランスがとれたなかで、立ち上がり動作を引き出せました（**写真6**）。

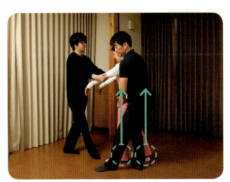

写真6　足裏に体重が乗れば自分の脚力で立ち上がれる

A25

2人で行う場合も吊り上げはNG。
2人目はバランスをとることに専念

・2人で行う場合も立てた健側の膝に向かって前傾させ、足裏に体重が乗ったタイミングで立ち上がりを促す。
・2人で行うとバランスがとりやすい。構え、動作とも不安定な介助者でも技術を楽に行える。

☑　**原則1　手の平返しで抱える**……… 後ろの介助者は相手の骨盤をしっかり抱える。
☑　**原則2　骨盤の位置は低く**………… 後ろのメイン介助者は骨盤の位置を低くして構える。
☑　**原則3　相手と一体化する**………… メイン介助者は上半身を密着させ一体化する。サブ介助者は動作のバランスをとる役割なので距離をとり対応する。

Q26 全介助状態の方を2人で床から抱え上げるよい方法を教えて下さい。

失敗例

　2人とも、上腕二頭筋、つまり力コブに頼った持ち上げになっています。相手との一体化が図れておらず、また骨盤の位置も高いため、結局、吊り上げる形になります（**写真1**）。この状態では、腰を痛める可能性が高く、また、相手にも不安感を与え、危険性も高まります。

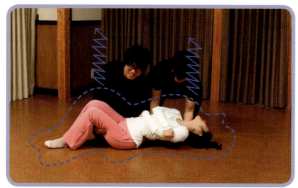

写真1　力による持ち上げ。2人とも骨盤の位置が高く一体化が図れていない

成功例

　いったん相手を横向きにします。そして、2人で抱えます。このとき、2人の膝、太腿は相手の背中に密着させます（**写真2**）。
　そこから、2人同時に骨盤を下げ（**写真3の①**）、相手を膝の上に乗せてしまいます（**写真3の②**）。写真3の状態は、相手と一体化する、および相手より骨盤の位置は低くという原則が達成されているよい状態です。

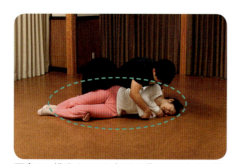

写真2　横向きにした相手を抱え、2人とも膝、太腿を相手の背中に密着させる

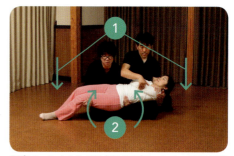

写真3　2人ともが骨盤を下げることで、相手が膝の上に乗ってくる

ここでいったん相手を抱え直します。腹から相手を包み込むようにしていくと、背中の肩甲骨が広がり、適度な張りが生じます（写真4）。そのことで、腕と背中が連動し、抱え上げの負担は少なくなります。

　そして、上半身を前傾させ2人の介助者の臀部が上がってくるタイミングで片膝立ちになります（写真5）。

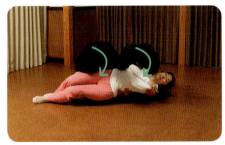
写真4　相手を包み込むように抱えると介助者の臀部が上がる

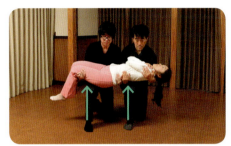
写真5　臀部が上がってきたら、片膝立ちになる

　ここから立ち上がるのですが、大切なのは胸を張らないことです（写真6）。なぜならば胸を張ることにより、相手の重心が外に出てしまい、腕の力のみで抱えることになるからです。胸から背中をやや丸めることで、相手が介助者の胴体に包み込まれ、相手と一体化できます。そして立ち上がります（写真7）。

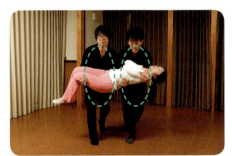
写真6　胸を張らずに立ち上がる

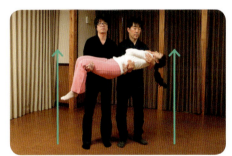
写真7　完全に立ち上がった状態

A26

2人で行う場合も、骨盤の位置、背中と腕の連動の意識をもつ

- 相手をいったん膝に乗せることで骨盤の位置を低くできる。
- 背中を丸めることで、相手を包み込むように抱えることができる。

☑　原則1　手の平返しで抱える……背中を丸め、肩甲骨が広がることで、背中と腕を連動させる。

☑　原則2　骨盤の位置は低く……相手を膝に乗せることで、介助者の骨盤は低くなる。

☑　原則3　相手と一体化する……相手を腹から包み込むように抱え一体化する。

Q27 車いすからベッドへ2人で抱え上げて移乗するよい方法はありますか？

失敗例

とりあえず移乗はできています（動画参照）。しかし、車いすのグリップを意識するあまり相手と介助者の距離が離れてしまい、不安定な移乗動作になっています（写真1）。

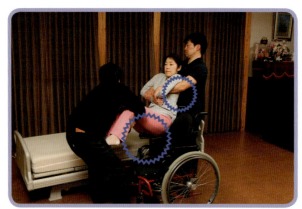

写真1　車いすのグリップが動作の妨げに

成功例

後ろの介助者は手の平返しで相手の両腕を持ち、また相手の背中に胸を密着させます（写真2の①）。前の介助者は相手の足全体を包み込むようにして抱えます（写真2の②）。そこから相手を抱え上げていきますが、肘掛けの上を一気に通過するのではなく、いったん相手を肘掛けの上に座らせます。肘掛けの上に臀部を軽く乗せ一度バランスをとる感じです（写真3）。

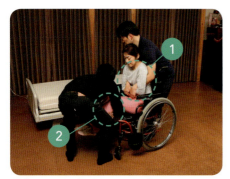

写真2　2人で相手をしっかりと抱える

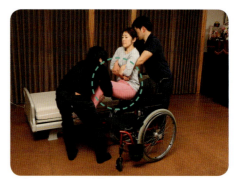

写真3　いったん肘掛けの上に座らせる

そしてその間に後ろの介助者は、車いすのグリップを避け、車いすとベッドの間に移動します（**写真4**）。そして、相手にさらに近づき一体化します（**写真5**）。

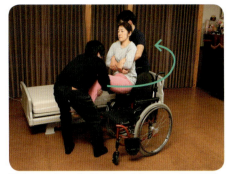

写真4　グリップを避け車いすとベッドの間に移動

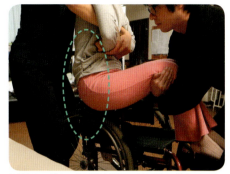

写真5　グリップを避け相手に近づき一体化する

この状態からだと、安定したベッドへの移乗が可能です（**写真6**）。このとき、後ろの介助者はベッドに片膝をつくことで、安定感が増し相手を下ろしやすくなります（**写真7**）。

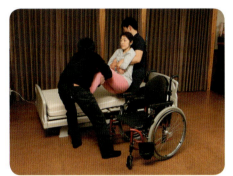

写真6　安定した移乗

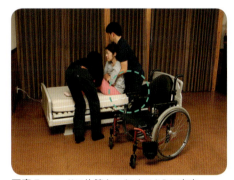

写真7　ベッドに片膝をつくことでさらに安定

なお、ベッドから車いすへの2人での移乗についても考え方、技術は同じです。動画でチェックしてみてください。

A27

車いすの肘掛けを利用し、さらに近づき一体化

- 肘掛けは味方。相手を乗せて、介助者は近づき、安定した体勢での移乗が可能になる。
- ☑ 原則1　手の平返しで抱える……後ろの介助者は相手の腕を抱える。
- ☑ 原則2　骨盤の位置は低く……肘掛けに相手を乗せることで、骨盤の位置を低く保てる。
- ☑ 原則3　相手と一体化する……相手を肘掛けに乗せてグリップを避け、相手に近づくことで、さらに一体化できる。

Q28 ベッドから寝たきりの方を2人で抱え上げるよい方法はありますか？

失敗例

ベッドから抱え上げる場合、床の場合に比べ、介助者の骨盤の位置が最初から高いので、つい腕力中心になりがちです。また、骨盤の位置が高いということは、腰に負担がかかるだけでなく、相手と離れてしまい、一体化できないことにつながります（写真1）。

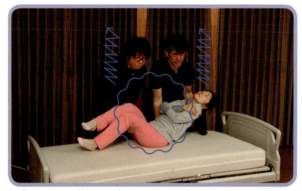

写真1　相手と離れて、腕と腰で抱え上げようとしている

成功例

まず相手を横に向けます。頭側の介助者は相手の肩口と腰の下に、足側の介助者は相手の太腿と腰の下に腕を差し入れます。2人で重たい腰を抱えることが重要です（写真2）。

そして、2人ともベッドに片膝をつき、相手の肩甲骨の下と腰のあたりに太腿を当てます（写真3）。

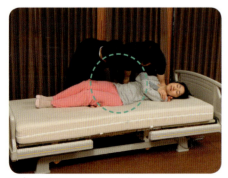

写真2　相手の腰を2人で抱える

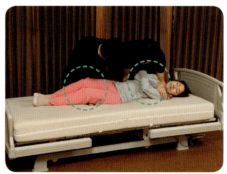

写真3　2人ともベッドに片膝をつき相手に太腿を当てる

ここで、抱え直しをします。胸をくぼませ、背中を丸めることにより、肩甲骨が広がり、背中に適度な張りが生じてきます。身体の緩みがとれて、背中と腕が連動してきた状態です（**写真4**）。

　ここから骨盤を下ろしていくと（**写真5の①**）、まず介助者の膝の上にテコの原理で相手が乗ってきます。同時にベッドから膝を下ろすことで、相手が2人の腕の中に入ってきます（**写真5の②**、動画00：10～00：15の一連の動き）。

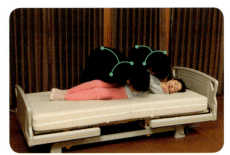
写真4　背中と腕が連動した状態で包み込むように抱える

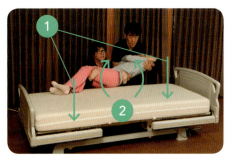
写真5　テコの原理を利用し相手を抱え上げる

　そして、胸を張らず相手を包み込む感覚を維持したまま（**写真6**）、2人の息を合わせ立ち上がります（**写真7**）。

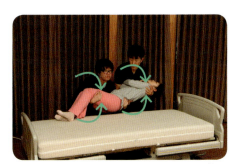
写真6　胸を張らず相手を包み込む感覚は維持

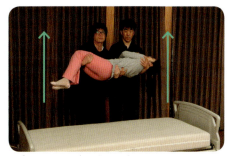
写真7　2人の息を合わせ立ち上がる

A28　テコの原理で相手を膝の上に乗せてから抱え上げる

・テコの原理で相手を膝の上に乗せる。
・相手が膝の上に乗ってきたら、片膝をベッドから下ろし抱え上げる。

☑　**原則1　手の平返しで抱える**………体の緩みをとり、自然に背中と腕が連動する抱え方を活用する。
☑　**原則2　骨盤の位置は低く**…………相手を膝の上に乗せることで骨盤が低くなり、動きやすくなる。
☑　**原則3　相手と一体化する**…………相手の腰を2人が抱えることで、3者の重心がまとまる。

Scene 4
物や環境を使いこなす

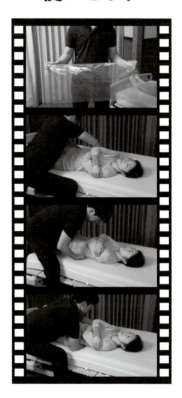

Q29 ベッド上で大柄、しかも自分で動きにくい方を、足元方向にずれた状態から元に戻すよい方法はありますか？

　大柄で動きにくい方の場合、下から上に引き上げようとしても、根が張ったように重く、動かしにくいことがよくあります。技術のみで上げることはもちろん可能ですが（p.46のQ5参照）、ここでは、技術を補う工夫としてビニール袋を使う方法を紹介します。

成功例

　まず、滑りのよいビニール袋を用意し2つ折りにします（**写真1**）。2つ折りにすることで、ビニールとビニールが重なってさらに滑りやすくなります。

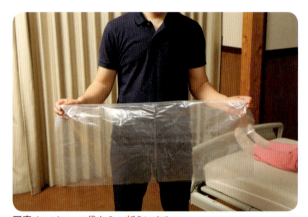

写真1　ビニール袋を2つ折りにする

　相手をいったん横向きにしてからビニール袋を敷き（**写真2**）、そのあと、ビニール袋の上に寝てもらいます（**写真3**）。

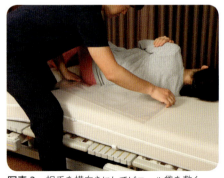

写真2　相手を横向きにしてビニール袋を敷く

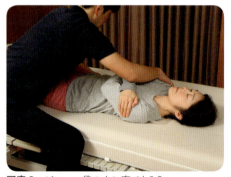

写真3　ビニール袋の上に寝てもらう

手の平返しで背中と腕を連動させます（**写真4**）。そして、相手の腰をしっかり抱え、片膝を相手の膝裏に差し込み一体化します（**写真5**）。

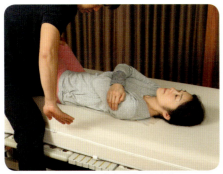

写真4　手の平返しで背中と腕とを連動

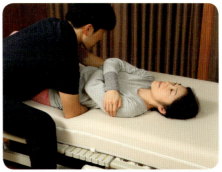

写真5　腰を抱え、相手の膝裏に片膝を差し込み一体化する

ここから、自分の上体を前傾させると、倒れこむ力が相手にスムーズに伝わり、上方へ滑っていきます（**写真6**）。あとは再度横に向いてもらい、ビニール袋を撤去して終了です（**写真7**）。

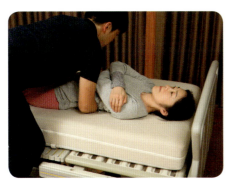

写真6　スムーズに力が伝わり上方へ滑っていく

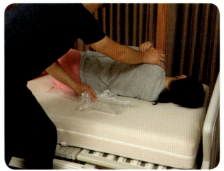

写真7　ビニール袋を撤去して終了

A29 ビニール袋を使い相手とベッドの摩擦を軽減する

- ビニール袋を2つ折りにすると、ビニールがさらに滑りやすくなり効果は増大する。
- この手順だけでなく他の技術でも、ビニールを敷くと技術が行いやすくなる。

☑　**原則1　手の平返しで抱える**……相手の腰を手の平返しで抱える。

☑　**原則2　骨盤の位置は低く**……片膝はベッド上にあるので、骨盤の位置を低く保てる。

☑　**原則3　相手と一体化する**……相手の膝裏に片膝を差し込むことで、重心が1つになり一体化できる。

Scene 4　物や環境を使いこなす

Q30 四肢が拘縮し、抱えにくい方を介助するよい方法はありますか？

成功例

　四肢が拘縮した方ですと、通常の抱え方が難しくなり、無理な力で抱えようとしてしまいがちです。そこで無理な力を使わず、触れる程度でもしっかりと相手を抱えられる工夫を紹介します。それは、ゴムの滑り止めがついた手袋をすることです（**写真1**）。

　ホームセンターなどで、さまざまなタイプのものが売られていますが、どれも安価で手軽に入手できます。

　また、頸椎損傷などで手が不自由な方が、ゴムの付いた手袋を使い、車いすをこいでいる場面を見たことがある人も多いかもしれません。無理な力を使わない知恵は、介助のなかでも活かす価値があると思います。

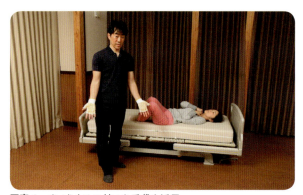

写真1　すべり止めの付いた手袋を活用

　自分の技術だけでは困難を感じたとき使用してみてください。相手を"抱える"ことを手助けしてくれます。衣類を握らず相手に触れているだけでも抱えることができます（**写真2**）。

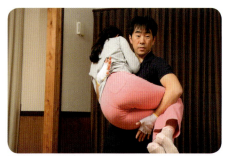

写真2　衣類を握らないでも抱えることができる

そして余力を、相手を"動かす"ことに使うことができます（**写真3、4**）。

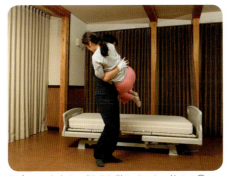
写真3 余力を、相手を動かすことに使える①

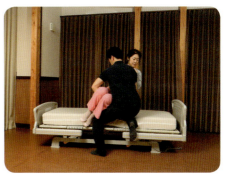
写真4 余力を、相手を動かすことに使える②

使用するときのポイントですが、指先をハサミで切っておくことです（**写真5**）。なぜかというと、指先が相手に触れることによって、相手の微妙な動きを感知しやすくなるからです（**写真6**）。

指先まで覆ってしまうと、相手の情報が布によって遮断され、自分の動作の判断が遅れ気味になります。

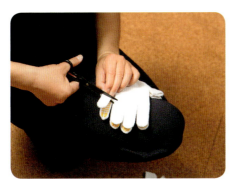
写真5 指先はハサミで切っておく

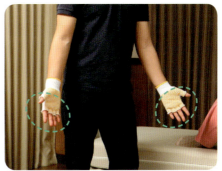
写真6 指先で相手の微妙な動きを感じる

A30 抱えにくい方を抱えるとき、滑り止め付き手袋の使用も効果的

- 相手の微妙な動きを感知するため指先はハサミで切っておく。
- あくまでも補助であり、3原則が身に付き技術が高まってくれば使わなくてもよい。

Scene 4　物や環境を使いこなす

Q31 縦手すりにぶらさがるようにして立ち上がる方へのよい対応を教えて下さい。

失敗例

上に向かって立ち上がるという意識が強いので、どうしても手すりの一番上を持ってしまいがちです。そうすると腕力でグッと自分を持ち上げるという動作になってしまい、腰が残り立ち上がりが困難になります（**写真1**）。

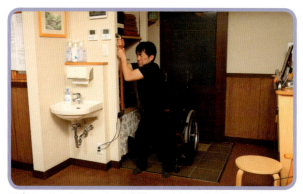

写真1　上に向かってという意識から手すりの上を持ってしまう

成功例① ：手すりの正しい利用

まず手すりの上ではなく下を持ちます（**写真2**）。そこから上半身を前傾させると、自分の頭の重さで腰が上がってきます（**写真3**）。腕力ではなく重心移動で立ち上がるのです。

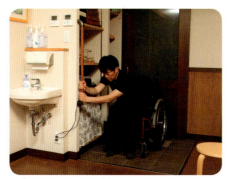 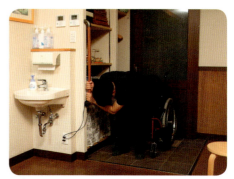

写真2　手すりの下を持つ　　　　　　写真3　上半身を前傾させると腰が上がってくる

腰が上がったら、手すりを上へ上へと持ち変え、立ち上がっていきます（**写真4、5**）。

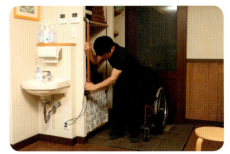
写真4　手すりを持ち変え立ち上がって行く①

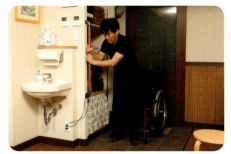
写真5　手すりを持ち変え立ち上がって行く②

成功例② : いすの利用

いすを利用する方法もあります。手すりの場合と考え方は同じです。まず、低いいすを目の前に置き手をつきます（**写真6**）。そこから上半身を前傾させていくと腰が上がってきます（**写真7**）。そこから肘を伸ばし徐々に立ち上がっていきます（**写真8、9**）。

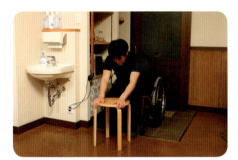
写真6　低いいすに手をつく

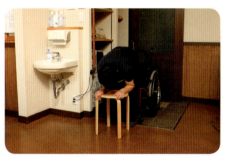
写真7　上半身を前傾させると腰が上がってくる

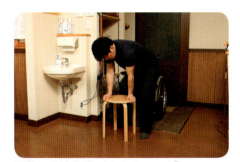
写真8　肘を伸ばし立ち上がっていく①

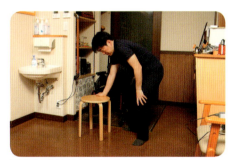
写真9　肘を伸ばし立ち上がっていく②

A31

手すりの下を持つ。いすの利用も有効

- 手すりの上を持つと、上半身の前傾ができず腰が残り、腕力で垂直に立とうとしてしまう。
- 手すりの下を持つことによって上半身が前傾し、腰が上がりやすくなる。つまり重心の移動で立つ。いすの場合も同じ。

Scene 4　物や環境を使いこなす　105

Q32 要介護度が高い方の立ち座らせで中腰姿勢が上手くとれません。よい方法はありますか？

成功例 ① ：車いすのフットレストの利用

　車いすのフットレストを立て、その上に自分が腰を下ろします（**写真1**）。しかし、完全に座ってしまうと、重みでフットレストが折れて、尻もちをつくことにもなりかねません。

　そこで、臀部がフットレストに触れる程度にしてバランスをとり、中腰の体勢が楽になることを目指します。

　この状態から、相手の腕を背中に回してもらい、一体化します（**写真2**）。

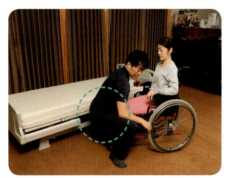

写真1 車いすのフットレストを利用し中腰になる

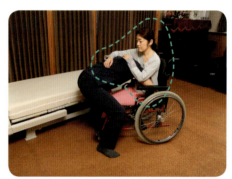

写真2 相手としっかり一体化する

　そこから骨盤を下げ、相手の前傾を引き出していきます（**写真3の①**）。このとき、右手で相手の腰を抱えると同時に、左手で相手の右膝（ベッドに近いほうの膝）を押しながらベッドへ移乗します（**写真3の②**、**写真4**）。

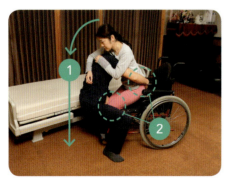

写真3 手で相手の膝も支えながら移乗

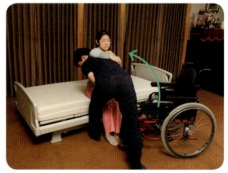

写真4 移乗が完了

> 成功例 ②：車いすに腰かけながらの移乗

　車いすの形状にもよりますが、車いすの一部に腰かけながら移乗を行う方法もあります。こちらも完全に座るのではなく、中腰のサポートとして利用することを心がけます。

　まず、車いすの座面端からフットレストフレームの部分（写真5）に軽く腰かけ、相手を膝の上に乗せ一体化します（写真6）。このとき自分の臀部はギリギリまでベッドに近づいておきます。

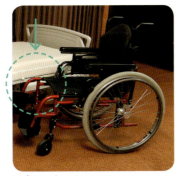

写真5　車いすのフットレストフレーム部分

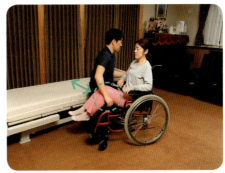

写真6　相手と一体化し、臀部はベッドに接近させておく

　そこから相手の背中と腰をしっかり抱え一体化し、自分の臀部をベッドへ移動させることにより（写真7）、移乗が完了します（写真8）。

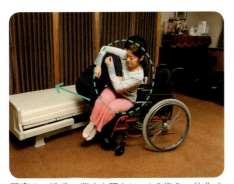

写真7　相手の背中と腰をしっかり抱え一体化する

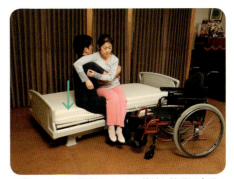

写真8　自分の臀部がベッドへ着地し移乗が完了

A32　車いすの各部位を利用することも可能

- 中腰が不安定な場合は、支えになるものが介護環境のなかにないか探すとよい。
- フットレストを立て軽く腰かけることで中腰が安定する。
- 車いすによっては、座面端、フレーム上部に空きがあるため、そこに軽く腰かけることも可能。

Scene 4　物や環境を使いこなす

Q33 トイレ介助時にズボンの上げ下ろしが困難な方へのよい対応を教えて下さい。

失敗例

相手の両腕を自分の両肩にかけ何とか立ち上がらせました。ですが、相手の上半身が完全に自分の上半身にもたれかかった状態で、自分の腰が反り、相手を支えるだけで精一杯になっています。これでは、自分の腕を自由に使うことができず、ズボンの上げ下ろしは困難です（**写真1**）。

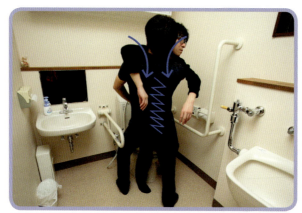

写真1 相手を支えるのに精一杯で自分の腕が使えない

成功例

まず自分の骨盤の位置を低くして、相手に自分の背中の上に腕を乗せてもらい一体化します（**写真2**）。そしてこのとき、自分の片手を相手の片膝に添えることがポイントです（**写真3**）。

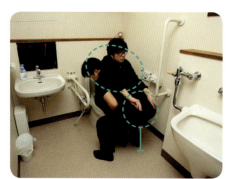

写真2 骨盤を低くし相手としっかり一体化する

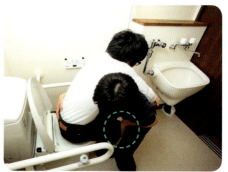

写真3 自分の片手を相手の片膝に添える

そこからさらに自分の骨盤を低くし、相手の前傾を引き出しながら立ち上がらせます（**写真4**）。前傾し腰が上がるタイミングで片膝を押すようにすると、相手は楽に膝が伸ばせ、立ち上がりがしやすくなります（**写真5**）。

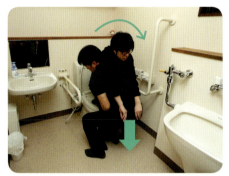

写真4　骨盤を低くし相手の前傾を引き出す

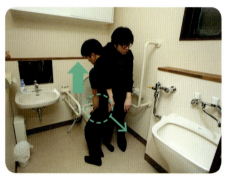

写真5　相手の腰が上がったら膝を押しながら立ち上がらせる

そして、相手が立ち上がったら、自分の両太腿を相手の膝につけ、相手の膝をロック（**膝を伸ばし固定**）させます。膝が伸び、立位が安定することで、楽にズボンの上げ下ろしを行うことが可能になります（**写真6**）。

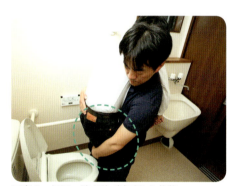

写真6　相手の膝が伸び安定した状態

A33

立ったとき相手の膝を伸ばしきると相手は安定する

・相手の膝を手で押しながら立ち上がらせる。
・相手が立ち上がったら自分の両太腿を膝につけてロックし、立位を安定させる。

☑　原則1　手の平返しで抱える……立ち上げ動作、立位時に抱えるとき、また膝を押すときも活用。

☑　原則2　骨盤の位置は低く………相手の前傾が引き出され、立ち上がらせが楽になる。

☑　原則3　相手と一体化する………まずは自分の背中の上に腕を乗せてもらう。立ち上がったら両足を相手の膝につけ安定させる。

Q34 車いすで階段を上り下りするとき どうすればよいですか？

失敗例

地震などの災害により、エレベーターが停止した場合、車いすの方を人力で避難させる必要も出てきます。しかし、車いすに人を乗せたまま、階段を上り下りするのはとても困難です（**写真1**）。力で持ち上げてという方法もありますが、1人だけならまだしも、何人もの方を上げ下ろしするのは、負担が大き過ぎます。

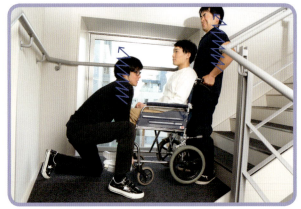

写真1 この場合も真上への持ち上げはNG

成功例

まず車いすの座面を傾けます。グリップと肘掛けの先端を結んだ直線が地面と平行のイメージです（**写真2**）。この状態は、介助者の重心が真下に落ちて安定し、車輪が回りやすい状態です。

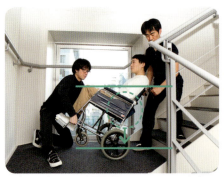

写真2 車いすの座面を傾け上がりやすい角度に

この角度を保ったまま、上の介助者が後ろに下がり、下の介助者が斜め前に押しながら車輪を回して、階段を上がっていきます。上がっていくとき大切なのは、上の介助者は骨盤を低くし自分がしゃがみ込む力を利用することです（**写真3**）。

　また、下の介助者の役割で大事なのは、座面の角度を保ち、バランスをとることです（**写真4**）。双方が力の方向とバランスが一致したときに、楽に上がるようになります。

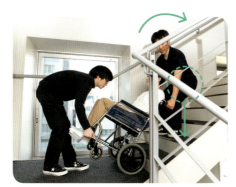

写真3　上の介助者はしっかりと骨盤を下ろす

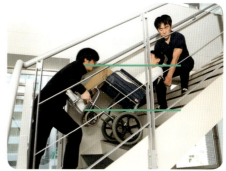

写真4　下の介助者は角度を保ちバランスをとる

　下ろすときもポイントは同じです。座面の角度を保ったまま（**写真5**）、上の介助者は十分に骨盤を低くして下ろしていきます（**写真6**）。そして、危険を感じた場合、後ろの介助者は階段に腰を下ろしてしまうとよいでしょう。

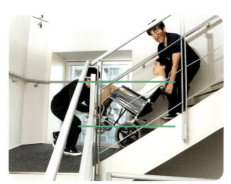

写真5　下の介助者は座面の角度を保ちバランスをとる役割

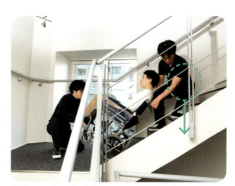

写真6　上の介助者はしっかりと骨盤を下ろす

A34　車いすの座面の角度を調整し1段ずつ引き上げる

- 車いすのグリップと肘掛けを結んだ直線が地面と平行になるようにする。
- 上の介助者は骨盤を低くし、しゃがみ込む力を利用する。下の介助者はバランスを重視。

☑　原則1　手の平返しで抱える………途中で手は離せないので、肩甲骨を広げ背中と腕を連動させる。

☑　原則2　骨盤の位置は低く…………骨盤を下げ、しゃがみ込む力を利用する。

☑　原則3　相手と一体化する…………相手と2人の介助者が一体になった感覚をもつ。

Q35 股関節、膝が曲がりにくい方を抱えて階段を上がるときどうすればよいですか？

失敗例

　股関節、膝がある程度曲げられる方であれば、おんぶをして上がるという方法があります。しかし、脳性麻痺などで股関節、膝が曲がりにくい方の場合、おんぶ自体が困難です。なので、正面から抱えていますが、脇腹を抱えているため、相手と自分の足が交錯してしまい動きにくくなっています（**写真1**）。

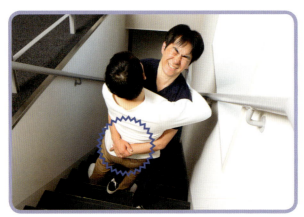

写真1　相手の足を抱えられておらず、2人の足が交錯して動きにくい

成功例

　まず、腰を下ろし（**写真2の①**）、手の平返しでしっかりと相手の太腿の付け根を抱えます（**写真2の②**）。このとき、膝だけでなく、股関節をしっかり曲げることが重要です。そ

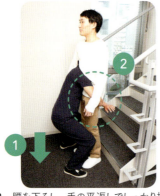

写真2　腰を下ろし、手の平返しでしっかり抱える

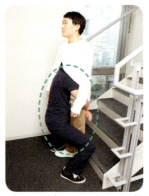

写真3　相手の骨盤の下に自分の骨盤を密着させ一体化する

のことで、しっかりと腰が落ち、安定した体勢をとることができ、相手に近づきやすくなります。そして、相手の骨盤の下に自分の骨盤を密着させ一体化します（**写真3**）。

そこから相手をほんの少し前傾させていくタイミングで股関節、膝を伸ばし抱え上げます。すると、骨盤の位置が相手より低いため（**写真4の①**）、相手の足は高く上がり、階段に引っかかることもありません（**写真4の②**）。ですので、階段を登る動作を開始しても、相手の足が自分の動きを妨げることはありません（**写真5**）。

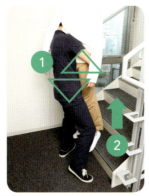
写真4　相手の足は高い位置になる

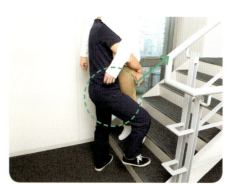
写真5　お互いの足は交錯せず、動きの妨げにならない

この体勢のまま、1段1段慎重に階段を上がっていきます（**写真6、7**）。

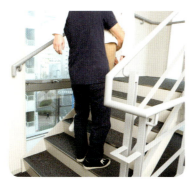
写真6　1段1段慎重に上がっていく①

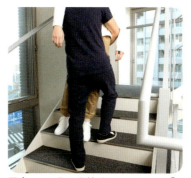
写真7　1段1段慎重に上がっていく②

A35　お互いの動きをじゃましない

- 相手の足を高い位置にすることにより、お互いの足が交錯せず動きをじゃましない。
- この状態をつくり出すためには3原則が非常に重要。

☑ **原則1　手の平返しで抱える**……相手の太腿の付け根をしっかり抱えることで、相手の骨盤が下がらない。

☑ **原則2　骨盤の位置は低く**……骨盤を低くすることにより、抱え上げたとき相手の足は高い位置になる。

☑ **原則3　相手と一体化する**……相手の骨盤の下に自分の骨盤を密着させ一体化する。

Scene 5
認知症・暴力対応

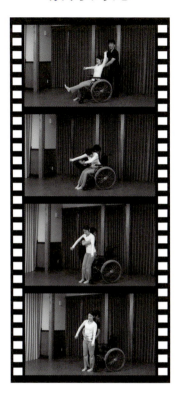

Q36 おむつ交換、体位交換時に叩き蹴ってきます。どうすればよいでしょうか？

失敗例

介護を拒否される方に対して上から覆いかぶさるように近づくと、心理的に圧迫され、拒否感は強まります（**写真 1**）。

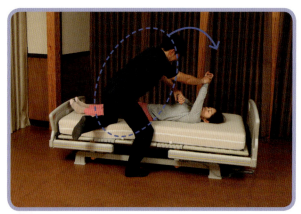

写真 1　上から近づくことにより拒否感は強まる

成功例

介護拒否は、これまでに経験した痛みや恐怖の積み重なりです。ですので、その気持ちを増幅させないよう、そして少しでも和らげるよう心がけることが大切です。もちろん、会話や声かけも重要ですが、ここでは介助技術によって拒否感を和らげていきます。

まず、腰を下ろし目線を相手と同じ高さにして近づきます（**写真 2**）。ですが、身体に触れようとすると、やはり手を振り回し拒否されることがしばしばです（**写真 3**）。

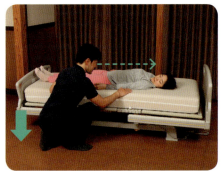

写真 2　腰を下ろし目線の高さを合わせる

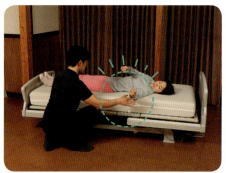

写真 3　触れようとするとやはり拒否される

そこで相手の手をつかんだり、はねのけたりするのではなく、相手の肩と足の下に手の平を滑り込ませます（**写真4**）。そうすると相手が叩こうとしても自分に当たらなくなります。そこから、自分が前傾していく力を使い相手を横向きにさせていきます（**写真5**）。

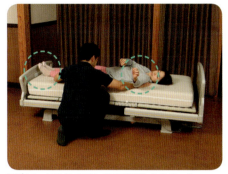

写真4　肩と足の下に手を滑り込ませていく

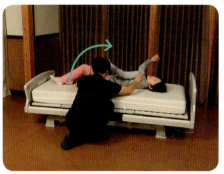

写真5　前傾していく力で相手を横向きにさせていく

相手が横向きになったらベッドに上がります（**写真6**）。そして、右太腿を相手の腰に当て相手を安定させます（**写真7**）。この状態だと、叩かれずにおむつ交換可能です。しかも、自分の太腿が腰に当たり、横向きの位置も安定しているため、緊張が起こりにくく、精神状態にもよい影響が期待できます。

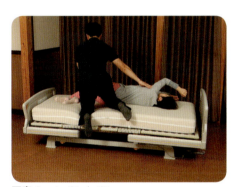

写真6　ベッドに上がる

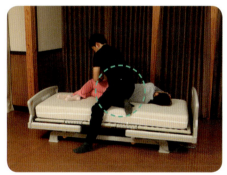

写真7　右太腿を相手の腰に当て安定した体勢となる

A36 横向きが安定することで、気持ちを落ち着かせる

- 上から覆いかぶさると、圧迫感がある。横向きのほうが抵抗感は少ない。
- 相手を横向きにして、自分はベッドに片膝をつき、太腿を相手の腰につけ安定させる。
- 横向きで安定感が出てくると、精神的にも落ち着きやすい。

Scene 5　認知症・暴力対応

Q37 車いすに座った状態で叩き蹴ってきます。立ち上がらせたいのですがどうすればよいでしょうか？

失敗例

車いすに座っている相手に対し、立ってではなく、低い体勢で近づいても、叩かれ、蹴られることがあります。また、物を投げつけられることもあり、正面にいると危険です（写真1）。

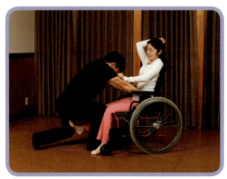

写真1　体勢を低くしても叩かれ、蹴られてしまう

成功例

さまざまな要因で不安定な方に対し、正面から近づくと、介助者に気づいただけで暴れ出し（写真2）、接近すると、さらに激しく暴れてしまいます（写真3）。

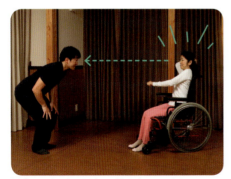 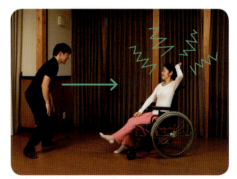

写真2　気づいただけで暴れ出してしまう　　写真3　近づくとさらに激しく暴れる

こうなった場合、介助者は何もおこっていないようなふりをして、相手の横を通り過ぎ（写真4）、後ろへ回り込みます（写真5）。この位置であれば叩かれたり、蹴られたりする心配はありません。

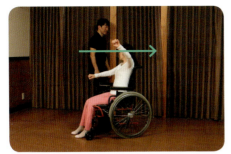
写真4　平静を装い何気なく通り過ぎる

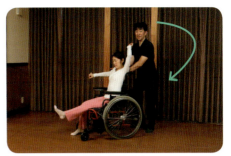
写真5　慌てずに後ろへ回り込む

そして相手の腕に外側から触れコントロールし（**写真6**）、相手の斜め前に移動し腰を低くします（**写真7**）。

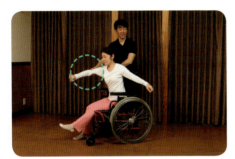
写真6　相手の腕を外側からコントロールする

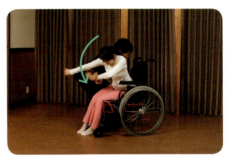
写真7　相手の斜め前に移動し腰を低くする

そして相手の上半身を軽く抱え（**写真8**）、手で相手の腰を補助しながら立ち上がらせます（**写真9**）。

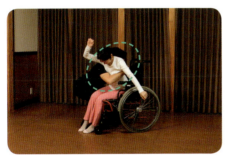
写真8　相手の上半身を軽く抱える

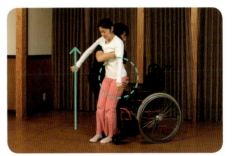
写真9　手で腰を補助しながら立ち上がらせる

A37　相手の正面ではなく後ろから介助をする

- 興奮している相手に対し正面にいると、低い体勢をとっていても叩かれ、蹴られてしまう。
- 相手に自分を意識させないよう、視線は合わせず、何もないふりをして後ろへ回り込む。
- 相手が手を振り上げ、下ろす際、上半身が前傾し腰も上がってくる。そのタイミングをとらえると立ち上げもしやすい。

Q38 興奮して噛みついてきます。どうすればよいでしょうか？

> 失敗例

　幻覚や妄想などで興奮している、不快な状態を伝えたいなどさまざまな要因で、相手から噛みつかれるということが、現場ではおこり得ます。介助者も突然のことに混乱し、そのまま後退したり、力まかせに振り払おうとしたりしますが、それにより事態を悪化させてしまうことが少なくありません（**写真1**）。

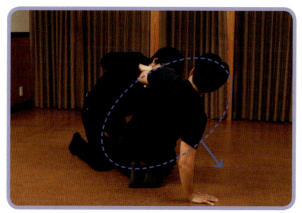

写真1　噛みついてくる相手に対して後退してしまっている

> 成功例

　自分が後ろに下がっても相手は離れません。噛みつかれた状態から、自分のダメージを最小限にとどめ、相手を傷つけずに対応する必要があります。
　ポイントは、相手の上半身と地面との平行を崩すことです。具体的にいうと、自分の背中は真っ直ぐのまま、噛まれている腕を立てていくことです（**写真2、3**）。

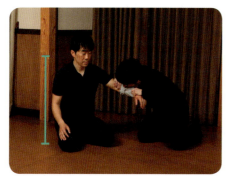

写真2　噛まれても後ろに下がらず背中は真っ直ぐに

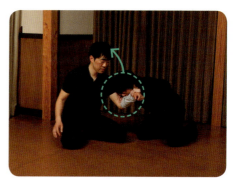

写真3　噛まれている腕を立てていく

自分の腕を立て、相手の肘を上げていくと（**写真4**）、相手の上半身はねじれます（**写真5**）。つまり床と平行でなくなります。平行が崩れると相手の姿勢は途端に不安定になります。

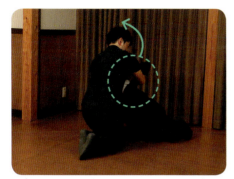 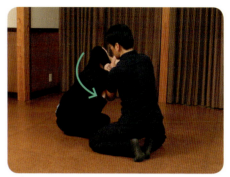

写真4　噛まれた腕を立て、相手の肘を上げる　　　写真5　相手の上体がねじれ、倒れやすくなる

　ここから、噛まれていないほうの腕で相手の背中を抱えながら、床に転がしていきます（**写真6**）。バランスが崩れ、転がされているなかでは、力みにくいため、自然に相手の口は腕から離れます（**写真7**）。

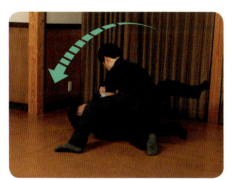 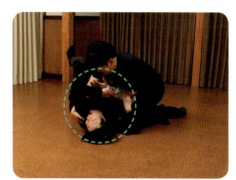

写真6　一気に倒さず円を描くイメージで転がす　　　写真7　相手の力みがとれ自然に口が離れる

A38
噛まれている腕を立てていき相手のバランスを崩す

- 噛まれている腕を立てていくと相手の上半身はねじれ、地面との平行が崩れる。
- 腕を立てていくのと同時に、空いているほうの手で相手の肘を上げていくと、倒れやすくなる。
- 一気に倒すと危険なので、相手の背中を抱え、円を描くイメージで転がす。

おわりに

　私は、2008年から福岡県のある病院で介助技術の新人研修を担当させていただいています。
　介助技術というと、看護・介護・リハビリテーション職のものと考えがちですが、この病院では、介助技術とは直接関係のない、栄養士、臨床工学技士、事務職員などの他職種の方も研修に参加しています。実は、介助技術のベースとなる合理的な身体の使い方を学ぶことは、身体を動かすすべてのことの基礎になるのです。そしてそれは、職種を問わず、社会人としての健康な身体づくりをしようという目標にもつながっていきます。
　この病院では、看護・介護職以外でも、腰痛をはじめとする慢性的な身体の痛みを抱えている職員が少なくないことを院長が気づいておられました。そして、介助技術の習得とともに、身体を痛めなくすることを目的に、新人は職種を問わず、全10回の私の研修に年間を通して参加するようになったのです。
　最初は、看護・介護とは直接関係のない自分たちがなぜ参加するのかと、違和感をもつ方もいました。しかし、第1回目、2回目、3回目と回を重ねるうちに、徐々に合理的な体の動かし方は介助技術に使われるだけでなく、重い物の移動や育児、スポーツ、健康増進など、日常生活のさまざまな場面で活用できることに気づいていただけるようになりました。
　そして何年目かに興味深いことを発見しました。普通に考えれば、介助技術を教えれば、もともとの素地があるわけですから、看護・介護職の人の習熟が早いはずです。しかし、栄養士や臨床工学技士など、他職種の人が上手くなってしまう場面が見られるようになってきたのです。これは恐らく、介助技術に先入観、固定概念がなかったため、吸収しやすかったということの現われかと思います。そして、最終回の困難事例に対応するハイレベル技術を、栄養士が看護・介護職に手取り足取り教えているという光景が見られたこともありました。
　手前味噌ですが、本書で取り組んだ、「合理的な身体の動かし方」と「相手との関係の3原則」の明解さ、有効性が証明された場面だと感じました。つまり、これらは、たとえ職業経験がなくても取り組めることなのです。
　それに加え、この病院では5年ほど前より全職員にiPadが支給されるようになり、業務での活用が始まっています。私は、早速、研修にiPadを取り入れました。身体の使い方から、技術実践まで、各自がiPadで動画を撮影し、それを全員が見せ合い評価するという進め方にしたのです。
　その際に技術の良し悪しの判定基準として、「合理的な身体の動かし方」と「相手との関係の3原則」を活用しました。すると、今までの「自分はできてい

る」という先入感は徐々に消え、客観的に自分の技術が把握できるようになったのです。自分ではしっかりと腰を下げ、相手の動きを引き出していたつもりが、実は腰が高く、相手を吊り上げるようにしていたというように、イメージと実際が違うということに気がつくのです。

　しかも、自分だけでなく、同僚約20名分の動画を見るので、技術を「見る目」が養われるのです。「見る目」が養われれば、自分の技術を適切な状態に調整していくことも可能になります。

　動画を撮影し、それを全員で共有することにより、技術の上達スピードが格段に増したのでした。そして、先入観の取り除きに成功した看護・介護職が、本領を発揮してきたことは言うまでもありません。また、全職員が「見る目」をもつようになり、病院全体の介助技術のレベルも自然と底上げされていったのです。

　現在では、スマートフォンが普及し、誰もが手軽に動画を撮影できるようになりました。介助技術の向上のためには、個人で練習をする際も、自分の動画を撮影し、一度客観的に技術を見直すことをおすすめします。

　最後になりましたが、本書で紹介した、原則をどのような状況においても応用、発展させていく発想を皆さんの現場での実践に活かしていただければ幸いです。

2017年4月　　　　　　　　　　　　　　　　　　　　　　　　岡田慎一郎

索引

あ

相手と一体化する……24、**32**
相手との関係の3原則……11、**24**
相手との接触点……17
相手の動きを引き出す……29
相手の身体状態をインプットする……25
足裏に体重を乗せる……63、90
頭側に引き上げる、ベッド上……44、46
いすの利用、立ち上がる……105
一体化、太腿を差し入れる……57、78、80、84
動きやすい姿勢……21
腕を被せる……68
円背の方の介助……76

か

介助する身体づくり……12
階段を上がる
　──、相手を抱えて……112
　──、車いすで……110
回転する動きで起こす……59
抱え上げる、2人でベッドから……96
下肢……12
　──と体幹の連結を変える……13
片足を振り上げる……41、53、61、70
片膝に乗せる……71、79、81、93
片膝を倒す……59、81
噛みつき対応……120
基本的介助技術……10
車いす
　──車いすで階段を上がる……110
　──車いすへの移乗、床から……78
肩甲骨……12、17
　──の広がり……26
　──を抱えて移動する……44、54
健側に前傾させる……83、91
股関節……12、13
　──から動く……13、22
　──の動きの改善……15
　──の動きのチェック……14
骨盤……21
　──と腰椎……21

　──の位置は相手より低く……29

さ

視線を低くする……74
重心移動……39
上肢……12
　──と体幹の連結を変える……17
上体起こし
　──、大柄な方の……52
　──、全介助状態の方の……50
　──、床からの……58、60
上体を振り立ち上がる……71、72
上半身を抱えて移動する……56
上方移動
　──、ギャッチアップしたベッドでの……48
　──、床での……54、56
水平方向に引く……45
接地面積を減らす……42
背中と腕の連動性……17
　──のチェック……17
　──の連動性を高めるトレーニング……18
前傾させる、健側に……83、91
前傾する力を利用する……39
前傾を引き出す……49、75、77、79、81、85、109
全身の連動性……12
全身を抱えて移動する……46
側臥位への体位変換……38、40

た

体幹……12
　──内の連結を変える……20
　──のポジショニング……20
倒れる力
　──で移動する……47、85
　──で立ち上げる……67
　──で引く……55
たすき掛けで抱える……48、51
立ち上がらせ
　──、倒れる力で……67
　──、2人で……90
　──、床からの……62、64、66、68

立ち上がる
　　──、いすを利用して……105
　　──、上体を振り……71、72
　　──、手すりを利用して……104
　　──、2人で床から抱えて……93
　　──、胸を張らずに……93
　　──、床から抱えて……71
中間位……21
超高齢社会……10
テコの原理……53、61、70、97
手すりの利用、立ち上がる……104
手の平返し……25
　　──で抱える……25
　　──の実践への活用……27
手袋の利用、抱えるとき……102
臀部を上げる……65、71、75、77、79
トイレ介助……108

な

斜めに腕を掛ける……48、51
認知症対応……116、118、120
寝返らせる……41

は

膝とつま先を重ねる……63
膝を押す……83、106、109
膝を立てる、相手の……42
膝を伸ばし固定する……109
膝をロックする……109
肘掛け
　　──の利用……95
　　──を離さない場合……74
肘を組ませる……68
ビニール袋の利用……100
フットレストの利用……106
太腿を差し入れ一体化する……57、78、80、84
平行移動、ベッド上での……42
ベッドから抱え上げる、2人で……97
ベッドへの移乗
　　──、車いすから……82、84、86
　　──、2人で車いすから……94
片麻痺の方の介助……82
暴力対応……116、118

ま

摩擦を減らす……42、100
胸を張らずに立ち上がる……93
持ち上げずに引く……45

や

床から抱えて立ち上がる……71
　　──、2人で……93
床に降ろす、車いすから……80
腰椎……21
　　──腰椎を立てる……20

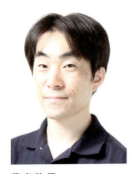

著者略歴

岡田慎一郎

1972年生まれ。理学療法士、介護福祉士。身体障害者施設、高齢者施設に勤務し、独自の身体介助技術を模索するなか、武術研究家の甲野善紀氏と出会い、古武術の身体運用を参考にした『古武術介護入門』(医学書院)を刊行したところ大きな反響を呼んだ。近年は介助技術のみならず、医療、介護、リハビリテーション、消防、育児支援、教育、スポーツなど幅広い分野で、国内外にて独自の身体運用を通した発想と実践を展開させ、講演、執筆、企業アドバイザーなど多岐にわたり活動を行う。著書は『腰痛のない身体介助術』(医学書院)など多数。

公式ホームページ（岡田慎一郎で検索）
http://shinichiro-okada.com/

装丁・本文デザイン……加藤愛子（オフィスキントン）
写真・動画撮影……安部俊太郎
撮影協力……さくらの丘